HANS LAUBER

ZUCKER ZÄHMEN!

Die 5 besten Therapien bei Typ-2-Diabetes

Lebensänderung
Heilpflanzen
Nährstoffe
Tabletten
Insulin

Bibliografische Information der Deutschen Bibliothek

Die Deutsche Bibliothek verzeichnet diese Publikation in der Deutschen Nationalbibliografie; detaillierte bibliografische Daten sind im Internet über <http://dnb.ddb.de> abrufbar.

ISBN 978-3-87409-526-6

Wichtiger Hinweis

Die Gedanken, Methoden und Anregungen stellen die Meinung und Erfahrung des Autors dar. Sie wurden nach bestem Wissen erstellt und mit größtmöglicher Sorgfalt überprüft. Sie bieten jedoch keinesfalls Ersatz für kompetenten medizinischen Rat. Jeder Leser ist für sein Tun und Lassen weiterhin selbst verantwortlich. Daher erfolgen die Angaben in diesem Buch ohne jede Gewähr oder Gewährleistung seitens des Autors oder des Verlages. Weder Autor noch Verlag können für eventuelle Nachteile oder Schäden, die aus den im Buch gegebenen praktischen Hinweisen resultieren, eine Haftung übernehmen.

Bildnachweis: Lukas Behrens: S. 65, 107; Fotolia: S. 12, 31, 32–40, 76–85, 94, 96, 103, 106, 114, 121; Greser & Lenz: 11; iStockphoto: U4
Bernhard Kölsch: S. 43, 88; Hans Lauber: S. 8, 9, 24, 41, 42, 47, 48, 49, 51, 52, 54, 72, 80, 87, 100, 122, 124, 128; Roche Diagnostics: S. 24; Frank Schuppelius: S. 16, 62, 108, 117, U4; Martina Wenk: S. 68

Titelfoto: Frank Schuppelius; Hans Lauber im Studio „Just Fit", Köln

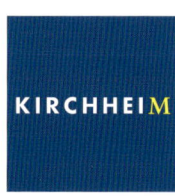

1. Auflage 2012
Alle Rechte vorbehalten
© Verlag Kirchheim + Co GmbH
Postfach 2524, 55015 Mainz
www.kirchheim-verlag.de
Printed in Germany

Diabetes als Chance

Als Schrecken habe ich meinen 1999 diagnostizierten Typ-2-Diabetes zuerst empfunden – bis ich merkte: Das ist ein Signal meines Körpers. Er sagte mir mit Anfang 50: „Jetzt reicht´s, ändere dein Leben!" Als Chance habe ich dann meinen „Zucker" begriffen. Das Messen des Blutzuckers wurde meine Motivation, das echte Essen mein Genuss – und das lustvolle Laufen meine Passion.

Messen. Essen. Laufen – mit meiner „Lauber-Methode" habe ich seitdem den Diabetes ohne Medikamente im Griff. Darüber habe ich den Motivations-Bestseller „Fit wie ein Diabetiker" geschrieben, der sehr viele Menschen vom passiven Patienten zum aktiven Aktienten machte. Darüber habe ich viele Vorträge gehalten – und gemerkt, nicht alle schaffen es ganz ohne Spritzen und Pillen. Viele wollen deshalb gerade von mir eine Einschätzung der Medikamente.

Zucker zähmen! zeigt erstmals in fünf Therapien umfassend die besten Lebensmittel, Heilpflanzen und Vitalstoffe der Naturmedizin für Diabetiker. Und „Zucker zähmen" zeigt, wie die Diabetes-Medikamente der Schulmedizin wirken. Meinem Grundprinzip bleibe ich aber treu: Die Änderung des Lebens ist der Königsweg! Wer gezielt misst, sich klug ernährt, wer sich ertüchtigt, braucht sehr viel später sehr viel weniger Medikamente – hat vielleicht sogar die Chance, von Pillen und Spritzen wieder loszukommen.

Was wirkt, wirkt neben – das ist die Quintessenz. Wie sich die Risiken der Medikamente minimieren lassen, wie sich ihre Wirkungen durch Naturstoffe optimieren lassen, zeige ich. Vor allem empfehle ich mit großer Freude die Medizin, die schon der große griechische Arzt Hippokrates gepriesen hat: „Nahrung ist die beste Medizin." So wirkt etwa trockener Wein ähnlich wie das wichtigste Diabetes-Mittel Metformin. Die resorptionsverzögernde Erdknolle Topinambur zügelt das Insulin – fast so wie das Medikament Acarbose. Stevia lockt sanft das zuckersenkende Insulin, fast so wie die Arzneigruppe der Gliptine.

„Alles, was Sie über Typ-2-Diabetes wissen müssen", ist das Motto von „Zucker zähmen" – dem ersten Buch, das alle wichtigen Ansätze der Natur- und Schulmedizin in ein großes Ganzes bündelt.

Mein ganz besonderer Dank gilt zum einen dem Mindener Diabetes-Arzt Dr. med. Meinolf Behrens, ohne dessen leidenschaftliches Engagement ich die Tabletten- und Insulin-Therapie nicht so fundiert hätte schreiben können. Gilt zum anderen dem Düsseldorfer Diabetes-Forscher Prof. Dr. Hubert Kolb, der mit professoraler Geduld meine ernährungsphysiologischen Höhenflüge immer wieder in wissenschaftlich korrekte Bahnen gelenkt hat. Gilt zum Dritten dem Münchner Apotheker und Mediziner Dr. Siegfried Schlett, inzwischen ein fester „Begleiter" meiner Bücher, der trotzdem immer wieder erstaunt ist über meine ungestüme Energie.

Von **„Lebensänderung"** spreche ich in diesem Buch – und meine damit **„Lebensstiländerung"**. Aber nach meiner Erfahrung geht Lebensstiländerung nicht tief genug, erreicht nur das Hirn, nicht das Herz. Es muss aber ein grundsätzlicher „Ruck" durch das Leben gehen, damit sich etwas ändert. Gut, das mögen Stilfragen sein, wichtig ist, dass sich überhaupt etwas ändert.

Hans Lauber

Inhaltsverzeichnis

Vorwort: „Ein ganzheitlicher Therapieansatz"   6
Prof. Dr. med. Stephan Martin

Was ist Diabetes?   7
Typ-1-Diabetes: Kein Insulin.   7
LADA-Diabetes: Zu wenig Insulin.   8
Typ-2-Diabetes: Zu viel Insulin   8

Was löst Typ-2-Diabetes aus?   10
Schweinsbraten schlägt Selleriesalat   10
Fünf Faktoren, die Typ-2-Diabetes fördern: 14
    Insulin schafft nicht
    Zu wenig Insulin
    Schnelle Kohlenhydrate
    Permanente Entzündungen
    Bewegungsmangel

Die fünf Therapien des Typ-2-Diabetes   15

1. Lebensänderung: Der präventive Königsweg   16

Messen. Essen. Laufen: „Lauber-Methode"   19

Motivierend Messen: 20
Übersicht der wichtigsten Messverfahren
Einmal Messung: 20
    Warum gibt es keine Messpflicht?
Langzeitwert HbA_{1c}:   22
    Hat das „Zuckergedächtnis" Lücken?
Zuckerbelastungstest OGTT: 22
    Lassen sich die Süßfluten bändigen?
Insulin-Status/C-Peptid: 23
    Liegt wirklich ein Mangel vor?
HOMA-IR: 23
    Wirkt das Insulin noch?
Kontinuierliche Zuckermessung – CGM: 24
    Drohen nächtens Abstürze?
Wie grenzwertig sind Grenzwerte?   26
Labor Lauber: Noch ein fitter Diabetiker?   27

Echt Essen: 29
Gemüse und Genuss decken den Tisch
Was essen? Heimat. Jahreszeit
Von Algen bis Wildfleisch: Produkte, die Lust   32
    aufs Zuckerzähmen machen
Wie kochen? Selbst. Simpel   44
Wie essen? 1 2 3 4 5   46
Schön schlank: Sieben Handreichungen   48

Gesund durch Genuss: 50
    Schlemmen wie ein Diabetiker
Echter Wein: Wirkt wie Metformin   50
Echt-Essen-Gasthäuser: Wo der Wirt noch   53
    seine Ware kennt
Echte Koch-Kunst: Wo Gutes günstig ist   56

Lustvoll Laufen: 57
Ausdauer plus Kraft sind optimal
Was bringt Körperertüchtigung?   58
    Gefäße „putzen" bis schöner schlafen
Machen faul: Ausreden   59
Wie oft muss gelaufen werden? 10 000 Schritte   59
    sind sinnvoll
Welche Bewegung wirkt wie? „Kraftwerke"   60
    des Körpers einschalten
Laufen Sie mit einem Lächeln!   61
Wie Fitness-Studios fit machen   62
Dürfen Fitte dick sein?   65
    Gespräch mit Dr. med. Meinolf Behrens

Lauber´s Diabetes-Manifest: Wir sind Bus!   67
    Sieben vorbeugende Forderungen
„Prävention hat keine Lobby"   69
    Gespräch mit der DiabetesStiftung DDS

2. Heilpflanzen: Die sanfte Kraft der Natur   72

20 pflanzliche Zucker-Zähmer   76
Aloe: Zart-bitter · *Beinwell:* Wunden-Waller
Bittergurke: Wirkt wie Wein · *Bockshornklee:*
Curry-Power · *Brennnessel:* Liebes-Zauberin

Inhalt

Erdmandel: Ballast-Bombe · *Goldrute:*
Nieren-Spülerin · *Grüntee:* Model-Möger
Holunder: Medizinbaum · *Johanniskraut:*
Seelen-Licht · *Kletterrebe:* Zucker-Zerstörer
Kaktusfeige: Aspirin-Analogon · *Kakao:* Bitte
bitterer! *Knoblauch:* Stink-stark · *Löwenzahn:*
Germanen-Ginseng · *Sauerkraut:* Krauts Kraft
Spitzwegerich: Penicillin vom Acker · *Stevia:*
Schlanke Süße · *Thymian:* Naturapotheke
Zimt: Zahmer Zähmer

Warum Diabetiker bitter bitter nötig haben	78
Im Urwald schlummert Heilung	80
Übersichtstabelle „Wie Heilpflanzen bei Diabetes helfen"	**86**
Lauber's Diabetes-Garten, Basel/Frankfurt	87

3. Nährstoffe: Nahrung gezielt ergänzen — 88

Zwölf Mikronährstoffe, die bei Diabetes helfen:
Mineralien/Spurenelemente: 91
Chrom: Dick-Bremse · *Kalium:* Blutdruck
Magnesium: Kraftwerk · *Mangan:* Sexual-stark
Selen: Immun-Macher · *Zink:* Der Zucker-Zähmer

Das Meer in uns: Wir sind Fisch!	94
Vitamine:	**94**

B1: Herz-Hilfe · *B3:* Zellschutz; *B6:* Schön-Schlaf
B12: Nerven-Nahrung · *C:* Radikalen-Fänger
D: Typ-1-präventiv

Viel hilft nicht viel	98
Übersichtstabelle „Wie Vitamine/Mineralien bei Diabetes helfen"	**99**

4. Tabletten: Die medikamentöse Basis — 100

Wie die Wirkstoffgruppen wirken: 102
Biguanide/Metformin: Insulin wird wieder
wirksam
Glitazone: Insulinresistenz durchbrechen

Sulfonylharnstoffe: Insulinspeicher langsam
ausquetschen
Glinide: Insulinspeicher schnell ausquetschen
Gliptine/DDP-4-Hemmer: Insulinproduktion
hormonell fördern
GLP-1-Analoga und -Mimetika:
Insulinbildner wird zum Schlankmacher
Insulin: Der stärkste Zucker-Senker
Alpha-Glukosidasehemmer: Insulin hat Pause

Ersetzt die Pille die Lebensstiländerung?	**107**
Gespräch mit Dr. med. Meinolf Behrens	
Wie wichtige Diabetes-Medikamente wirken: Die große Vergleichstabelle	**110**
Wie wichtige Diabetes-Medikamente wirken: Detailansicht	**112**

5. Insulin: Die Ultima Ratio — 114

Welche Typ-2-Diabetiker brauchen wirklich Insulin?	116
Einmal Insulin, immer Insulin?	118
Wie wirken welche Insuline?	118

Kurzwirksame Insuline: Spitzenlast
Langwirksame Insuline: Grundlast
Mischinsuline: Sparflamme

Was kosten die Insuline tatsächlich?	120

Teilweise deutlich teurer

Wie wirken die wichtigen Insulin-Therapien?	121

Für Einsteiger: BOT. Fürs Essen: SIT.
Für Flexible: ICT. Für Planende: CT

Löst die Spritze alle Probleme?	122

„Du darfst" darf nicht

Welche Risiken birgt Insulin?	123

Übergewicht, Unterzucker

Wird bei uns zu früh Insulin verschrieben?	**124**
Gespräch mit Prof. Dr. med. Hans Hauner	

**Recht der Rituale:
Be Biedermeier!** — **127**

Vorwort

„Ein ganzheitlicher Therapieansatz"

Als Hans Lauber im Jahr 2002 sein Buch „Fit wie ein Diabetiker" veröffentlichte, wurde er von der diabetologischen Fachwelt zum Teil belächelt, zum Teil sogar als Spinner abgetan. In dem Buch hatte er beschrieben, wie er seinen Typ-2-Diabetes durch eine konsequente Lebensstil-Änderung besiegt hat. Im Jahr 2011 wurde in „Diabetologia", der wichtigsten europäischen Fachzeitschrift für Diabetesforschung, eine Arbeit publiziert, in der bei Personen mit einem schon vier Jahre bestehenden Typ-2-Diabetes eine 8-wöchige Fastenkur zu einer Normalisierung der Blutzuckerwerte führte. Zusätzlich kam es zu einer kompletten Normalisierung der Insulinproduktion, die zu Beginn der Studie völlig am Boden lag. Eine der anerkanntesten Diabetesforscherinnen, Prof. Hannele Yki-Järvinen aus Finnland, schreibt im Vorwort zu dieser Studie:

Den Patienten Mut machen

„Wie können wir Patienten motivieren, und wie können wir das in wenigen Wochen Erreichte für Jahrzehnte bewahren? Eine Remission in einer Woche ist möglicherweise keine Heilung lebenslang. Wie gut sind wir als medizinisches Personal trainiert, Patienten zu helfen, Gewicht zu verlieren und eine erneute Gewichtszunahme zu verhindern? Ich bin es nicht! Während meiner Ausbildung war Typ-2-Diabetes „etwas Zucker im Urin". Ich habe gelernt, ein Rezept auszufüllen und habe seither gelernt, dass ich das am meisten benötige, von dem ich am wenigsten weiß: Wie helfe ich Patienten, wie ermutige und unterstütze ich sie, das Heft selbst in die Hand zu nehmen. Wir benötigen einen Paradigmenwechsel im frühen Management des Typ-2-Diabetes."

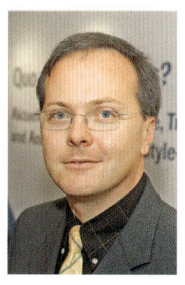

Prof. Dr. med. Stephan Martin ist Chefarzt Diabetes im Verbund Katholische Kliniken, Düsseldorf

Diese Studie bedeutet, dass Hans Lauber seiner Zeit voraus war!

Was lernen wir aus diesen Erfahrungen? Vielleicht sollten wir gerade auch in der Zeit der großen Studien mit mehreren tausend Teilnehmern die Erkenntnisse Einzelner so ernst wie Studienergebnisse nehmen. Das bedeutet, wir Ärzte sollten vielleicht mehr auf unsere Patienten hören als auf vorgefasste Lehrmeinungen von Experten und Pharmafirmen.

Als Hans Lauber sein Buch veröffentlichte, war die Medizin der Ansicht, wir können alles durch Medikamente lösen. Wenn der Blutzucker zu hoch ist, dann fehlt Insulin, wenn wir es ersetzen, dann ist das Problem gelöst. Doch wie auch bei der Atomkraft müssen wir erkennen, dass es die schöne einfache Welt nicht gibt. Gesundheit ist kein Geschenk Gottes, sondern Teil der Schöpfung, die es zu bewahren gilt. Dabei dürfen wir keinen Unterschied zwischen der Natur und den Menschen machen, denn auch unsere Körper gehören dazu.

Das neue Buch von Hans Lauber fasst aus seiner Sicht den **aktuellen Stand der Diabetologie** zusammen. Lebensstil spielt dabei die wichtigste Rolle. Hinzu kommen Pflanzenstoffe, die auf natürliche Weise den Körper unterstützen. Wenn dies nicht reicht, oder wenn man es nicht schafft, müssen natürlich auch Pharmaka zum Einsatz kommen. Dies ist wichtig, denn die Zielwerte dürfen nicht aus den Augen verloren gehen.

Zusammengefasst ist „Zucker zähmen" ein multimodaler Ansatz oder etwas anders ausgedrückt: **Ein ganzheitlicher Therapieansatz.**

Die drei Diabetes-Typen

Ein verwirrendes Spektrum medizinischer Befunde verbirgt sich hinter dem Begriff Diabetes. Zum einen die Krankheit Typ-1-Diabetes, die nur mit Insulin therapiert werden kann. Dann gibt es den „LADA"-Diabetes, der langfristig auch das Blutzucker senkende Hormon verlangt. Schließlich den Typ-2-Diabetes, von dem bald über zehn Millionen Deutsche betroffen sind – und der im Anfangsstadium meistens überhaupt kein Insulin, auch keine Medikamente braucht. Eine Begriffsklärung mit einem Hauptakteur: Dem Hormon Insulin.

Was ist Typ-1-Diabetes?
Kein Insulin

Eine tückische Autoimmunkrankheit ist der Typ-1-Diabetes. Aus bis heute nicht geklärten Gründen hält der Körper plötzlich seine Insulin-produzierenden Beta-Zellen für „Feinde" – und zerstört sie. In der Regel dauert es etliche Jahre (ganz selten nur wenige Wochen oder Monate) – und die insulinproduzierenden Zellen in der Bauchspeicheldrüse sind eliminiert. Da dieser Prozess meistens im Alter bis 20 Jahre abläuft, wird auch vom „Juvenilen Diabetes" gesprochen.

Kein Insulin, kein Leben – das war bis vor rund 100 Jahren die Konsequenz der Diagnose Typ-1-Diabetes. Denn ohne das Hormon kann der Körper die Zellen nicht mit „Brennstoff" versorgen, da die Kohlenhydrate der Nahrung ohne Insulin nicht in die Zellen „flutschen" können. Das führte dazu, dass die Betroffenen praktisch verhungerten, obwohl sie genug zu essen hatten.

Gott sei Dank ist das alles Geschichte. Heute können die über 600 000 Typ-1-Diabetiker in Deutschland mit Insulin, das sie spritzen ein weitgehend normales Leben führen – wobei natürlich der Blutzuckerspiegel genau gemessen werden muss, um passend zur Nahrungsaufnahme das lebensnotwendige Insulin zu spritzen oder über Insulinpumpen zuzuführen.

Immer mehr „Doppeldiabetiker"
Auffallend ist, dass aktuell immer mehr Kleinkinder Typ-1-Diabetes bekommen. Und dass die Typ-1er immer dicker werden. Das führt dazu, dass bei ihnen das gespritzte Insulin nicht mehr richtig wirkt, sie also eine Insulinresistenz wie Typ-2-Diabetiker bekommen, sie also eine Art „Doppel-Diabetiker" werden. Etliche Menschen nehmen deshalb neben dem Insulin auch noch orale Antidiabetika, was aber offiziell nicht zugelassen ist.

Der starke Anstieg des Typ-1-Diabetes hat auch die **Forschung wieder beflügelt**, die zugunsten des Typ-2-Diabetes für den Typ-1-Diabetes sehr stark zurückgefahren wurde. Inzwischen gibt es erste Hinweise, dass bestimmte Nahrungsmittel hilfreich sein könnten, den Ausbruch bei Menschen zu verzögern, die als Hochrisikogruppe zählen, etwa weil die Eltern Typ-1-Diabetes haben.

So soll hydrolisierte **Kuhmilch**, also quasi „vorverdaute" Milch, präventiv wirken. Auch die mehrfach ungesättigte Docosahexaensäure, die im **Fischöl** vorkommt, hat wohl einen günstigen Effekt. Wobei diese Omega-3-Fettsäure wohl auch die Entstehung von Alzheimer verzögern kann.

Was ist „LADA-Diabetes"?
Zu wenig Insulin

Ein weitgehend unerforschtes Phänomen ist ein Diabetes mit der etwas unglücklichen Bezeichnung „LADA". Diese Forschungslücke ist verwunderlich, denn von dem „Latent Autoimmune Diabetes in the Adult" sind über eine Million Menschen in Deutschland betroffen, viel mehr als vom Typ-1-Diabetes. Wobei der „latente Autoimmundiabetes bei Erwachsenen" durchaus mit dem „1er" verwandt ist, weshalb er auch als „Typ-1,5" bezeichnet wird.

Ähnlich wie beim jugendlichen Diabetes zerstört auch „LADA" die insulinproduzierenden Zellen – allerdings viel langsamer und **meist erst im Erwachsenenalter**. Deshalb helfen zu Beginn der Krankheit oft noch Tabletten, weshalb der Autoimmundiabetes häufig fälschlich als Typ-2 diagnostiziert wird. Aufschluss, ob es sich tatsächlich um „LADA" handelt, kann ein Test auf Antikörper geben.

Wird diese Diagnose gestellt, dann empfehlen Experten die sofortige Gabe von Insulin, um dadurch die Produktion des Hormons länger zu erhalten. Insulin zur „regenerierenden Reparatur" der insulinproduzierenden Betazellen – das ist eine Therapie, die auch bei „reinen" Typ-2-Diabetikern kontrovers diskutiert wird.

Noch komplizierter als „LADA" ist der „MODY-Diabetes", bei dem Gendefekte die Insulinproduktion beeinträchtigen. Weitere Diabetes-Auslöser können Erkrankungen der Bauchspeicheldrüse sein, in der die insulinproduzierenden Zellen lokalisiert sind. Auch hochdosierte Medikamente, wie etwa Kortison, und eine Überfunktion der Schilddrüse können „Zucker" verursachen.

Mehr als Diabetes: Diabetes
Eine komplexe Gemengelage also, weshalb der renommierte Münchner Diabetologe Professor Rüdiger Landgraf prophezeit: „In 20 Jahren werden die Leute die Köpfe schütteln über unsere heutige, viel zu stark vereinfachende Zusammenfassung unterschiedlichster Krankheitsbilder unter dem Begriff Diabetes".

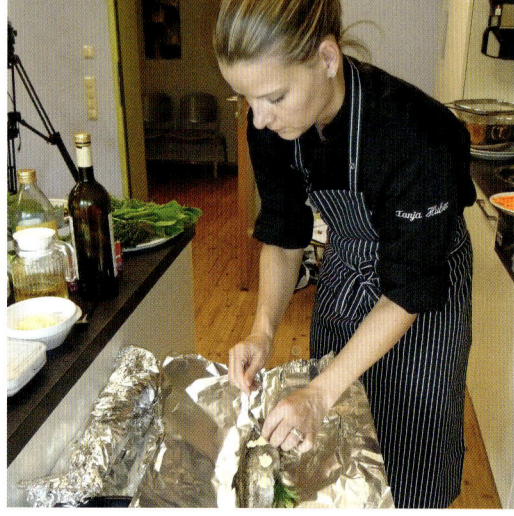

„Fischöl" vom Feinsten: Forelle, zubereitet von der Frankfurter Spitzenköchin Tanja Huber

Was ist Typ-2-Diabetes?
Zu viel Insulin

Oute ich mich als Typ-2-Diabetiker, folgt praktisch immer dieselbe Frage: „Sie müssen also Insulin spritzen?" Verneine ich, lautet die oft abwertende Antwort: „Dann kann es mit dem Diabetes ja nicht so schlimm sein." Es ist dieses reflexhafte Verwobensein von Diabetes mit Insulin oder wenigstens Medikamenten, was die Diabetes-Diskussion so verwirrend macht. Auch am Beginn meiner „Diabetes-Karriere" Anfang 2001 schwebte das Wort Insulin im Raum – bis genaue Analysen ergaben, dass ich nicht nur genug davon habe, sondern sogar eher zu viel. Es wirkte nur nicht mehr richtig, weil ich zu dick war, weil ich mich zu wenig bewegte, zu süß und zu fett futterte. Als ich meinen ungesunden Lebensstil änderte, verschwanden auch die Diabetes-Symptome – und ich brauche bei guten Werten seit dieser Zeit keinerlei Medikamente, schon gar kein Insulin.

Drei Millionen „Chancen-Diabetiker"
Was bei mir funktioniert, könnte nach Schätzungen der Deutschen Diabetes-Stiftung bei über drei Millionen Typ-2-Diabetikern funktionieren, könnte für sie eine Gesundchance sein: Auch diese Menschen haben genügend Insulin im Blut – es wirkt nur nicht mehr richtig, vor allem wegen des gravierenden Übergewichts.

Weil das Insulin nicht mehr richtig „schafft", weil eine Insulinresistenz vorliegt, produziert die Bauchspeicheldrüse sogar mehr Insulin. Schlicht, um die hereinströmenden Kohlenhydratmengen, vor allem aus Weißmehl, Kartoffeln, weichgekochten Nudeln, weißem Reis und schnellem Industriezucker, abzubauen. Da Insulin aber ein Masthormon ist, werden die Menschen durch diese „Zucker-Insulin-Schaukel" noch dicker, verstärken also ihr Leiden.

„Lifestyle-Diabetes" habe ich deshalb meinen und den Diabetes von Millionen Betroffenen genannt – um damit zu signalisieren: Es ist noch keine Krankheit, hier handelt es sich im Wesentlichen um eine Stoffwechselstörung, die durch eine Änderung des Lebens zu besiegen ist.

„Fit wie ein Diabetiker" heißt das Buch, in dem ich diese Mechanismen beschrieben habe und das zu den meistverkauften Diabetes-Ratgebern gehört. Die Änderung des Lebensstils steht im Mittelpunkt des Buches, sie ist der **„Königsweg der Diabetes-Prävention"**, so der Düsseldorfer Diabetologe Professor Dr. Stephan Martin.

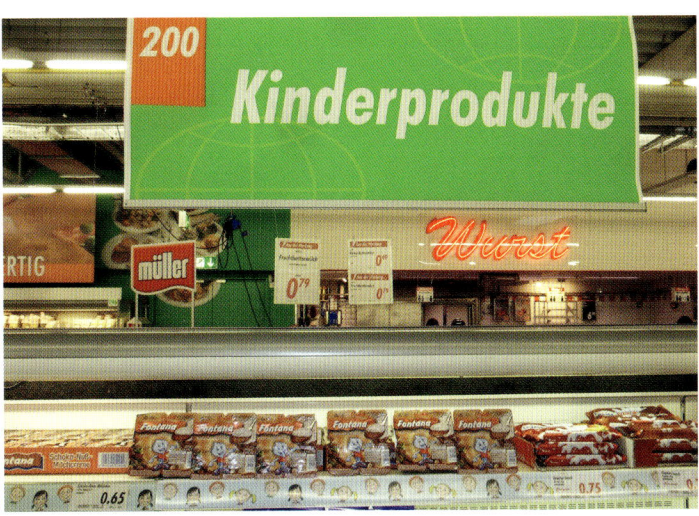

Heute, Kinder, wird's was geben: Zucker, Fett – und „Alterszucker"

Ist die Lebensänderung damit die Lösung aller Fragen? Nein! Nicht alle haben die Kraft zur Bewegung, nicht bei allen bewirkt die Umstellung der Ernährung eine nachhaltige Gesundung. Hier braucht es dann Medikamente, braucht es auch beim Typ-2-Diabetes oft Insulin, einfach weil der Körper mit zunehmendem Alter seine Insulinproduktion herunterfährt – ein Schicksal, das auch mich treffen kann.

Dennoch: **Die Lebens-Änderung bleibt die Basis-Therapie** des Typ-2-Diabetes. Schlicht deshalb, weil so der Beginn der Medikamententherapie hinausgezögert werden kann. Das hilft dem Einzelnen, denn jedes wirksame Medikament hat auch Nebenwirkungen. Und das hilft der Gesellschaft, denn eine flächendeckende Versorgung von über zehn Millionen Typ-2-Diabetikern ist schlicht unbezahlbar – auch für eine Volkswirtschaft wie Deutschland, die scheinbar alles bezahlen kann.

Was löst Typ-2-Diabetes aus?
Schweinsbraten schlägt Selleriesalat

Der fette Schweinsbraten schmeckt den Deutschen besser als der fitte Selleriesalat. Ungesundes Essen ist aber einer der wesentlichen Gründe, warum bald schon über zehn Millionen Deutsche an Diabetes leiden. Eine Epidemie, deren Kosten das Gesundheitssystem sprengt.

1. Vererbung/Disposition
Vom Vater auf den Sohn

Wenn ein oder gar beide Elternteile Typ-2-Diabetiker sind, haben auch die Kinder ein hohes Risiko für eine Diabetes-Disposition. Diese genetische Veranlagung ist aber die Voraussetzung, dass ein Diabetes ausbrechen kann. Bei einem vernünftigen Lebensstil muss das nicht passieren. Da wir aber immer ungesünder leben, gibt es allein in Deutschland jedes Jahr über 300 000 neue Typ-2-Diabetiker. Und das ist erst der Anfang: Denn über 30 Prozent der Bevölkerung haben die Diabetes-Disposition – also sind bald 30 Millionen Menschen gefährdet.

2. Alter
Je älter, je Diabetiker

„Alterszucker" hieß der Typ-2-Diabetes früher. Aus der Mode gekommen ist dieser Begriff, weil inzwischen auch die Pummel-Kinder von Mars und Coca-Cola betroffen sind. Dennoch: Die grassierende Überalterung ist ein Hauptreiber der Diabetes-Explosion. „Dramatisch" nennt die Kassenärztliche Vereinigung Hessen die Lage, weil schon zwölf Prozent der über 60-jährigen Frauen eine Diabetes-Vorstufe haben. Allein, schuld ist nicht nur der Lebensstil, oft sinkt einfach mit dem Alter auch die Insulinproduktion, was schon früher die Ursache des „Alterszuckers" war.

„**Die beste Diabetes-Prävention ist es, nicht alt zu werden**", lautet deshalb der Rat von Prof. Dr. Hans-Georg Joost vom Deutschen Institut für Ernährungsforschung in Potsdam.

3. Übergewicht
Böser Bube Bauchfett

Unbestritten nimmt das „Hüftgold" einen absoluten Spitzenplatz bei den Diabetes-Ursachen ein. Lange Zeit war dabei allein der überhöhte Body-Mass-Index BMI, das definierte Verhältnis von Größe und Gewicht, das Maß des Bösen. Doch nicht jeder Dicke ist gleich ein Gefährdeter, denn es kommt darauf an, wie sich das Fett verteilt.

Vor allem vom viszeralen Eingeweidefett drohen Gefahren, bilden sich im „Bierbauch" doch eigene Stoffwechselkreisläufe der ungesündesten Art, die tückische Entzündungshormone in die Blutbahnen schicken. Statt Schweinsbraten also häufiger einen Salat mit Sellerie essen – ein Gemüse, das auch noch gesunde, insulinähnliche Hormone birgt.

„Im Maße liegt die Ordnung", sagt Pfarrer Sebastian Kneipp – und hat recht: Denn wer ZU dünn ist, lebt nicht automatisch länger, sondern oft kürzer. Also gilt es, eine vernünftige Balance zu finden – und dabei können auch fitte Fette helfen, wie sie etwa in frischen Fischen schlummern.

4. Entzündungen
Wehe, die Gelenke zündeln

Unterschätzt wurde lange die Rolle chronischer Entzündungen. Nicht nur vom Bauchfett droht Gefahr. Auch Entzündungen der Gelenke, des Darms, der Lunge, des Zahnfleisches sowie durch gesättigte Fette wie Schweineschmalz ausgelöste „Brände" der Blutgefäße setzen eine verhängnisvolle Kettenreaktion in Gang: Die Signalwege des zuckersenkenden Insulins werden blockiert, es entwickelt sich eine Insulinresistenz – und daraus ein Typ-2-Diabetes.

Begünstigt werden Entzündungen auch durch die **permanente Übersäuerung**, weshalb eine gemüsereiche, basische Ernährung wichtig ist.

5. Bewegungsmangel
Ewig grüßt der Ötzi

Vor über 5 000 Jahren stapfte der drahtige Gletschermann „Ötzi" durch die Alpen auf der Suche nach Nahrung. Heute „erklimmen" wir die Berge bequem im Auto. Nur: Unser Stoffwechsel ist kaum anders als vor einigen tausend Jahren – immer noch grüßt der Ötzi und gemahnt daran, dass unsere Organe auf Bewegung ausgelegt sind, und zwar auf eine Strecke von rund zehn Kilometern am Tag.

Weil das immer weniger schaffen, verfetten wir, werden übergewichtig – und bekommen Diabe-

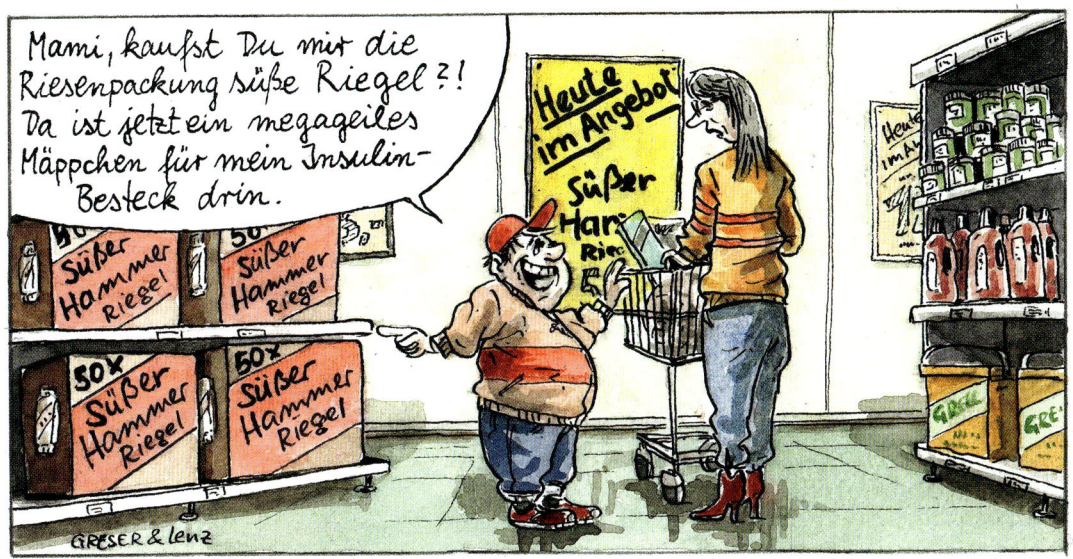

Was treibt eigentlich die Kindernahrungsindustrie?

tes. Einen gewaltigen Anteil an der zunehmenden Trägheit haben dabei die elektronischen Medien, weshalb Experten wie der Düsseldorfer Diabetologe Prof. Dr. Stephan Martin eine **„Inaktivitätssteuer"** fordern.

6. Industriezucker
Wo Cola drauf steht, ist Diabetes drin

Auch so ein genetischer Befehl unseres steinzeitlichen Stoffwechsels: Alles Süße scheffeln! Diese „Anweisung" machte Sinn, weil Süßes selten

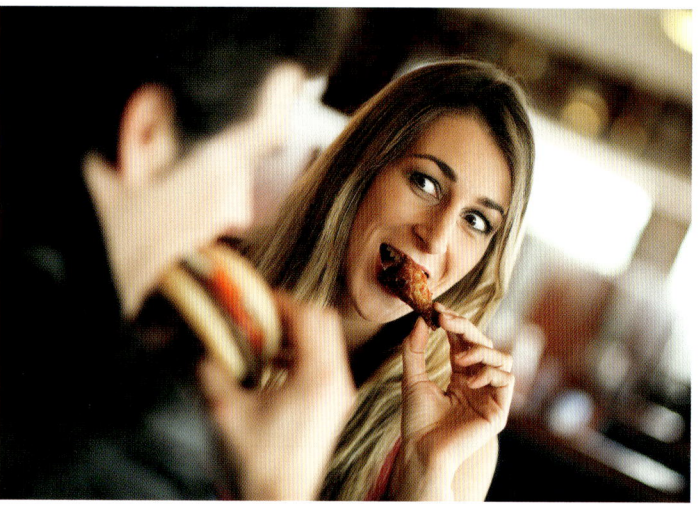

Wir lieben es: Fettes und Frittiertes

war, etwa als Beeren. So ein energiedichtes Lebensmittel half, den täglichen Überlebenskampf zu bestehen. Nur: Inzwischen gibt es billigen Industriezucker, von dem jeder allein in Deutschland im Schnitt über 30 Kilo im Jahr verzehrt.

Wobei der meiste Industriezucker „versteckt" konsumiert wird, etwa im Cola, der Aufputschbrause Red Bull oder im gesüßten Ketchup. Aber der Zucker lockt das dick machende Insulin – und das daraus resultierende Übergewicht ist die Hauptursache für den „Zucker".

Drastische Bilder der Stadtverwaltung zeigen New Yorkern den Zusammenhang zwischen Zucker und Diabetes: Da sitzt auf einem Plakat ein Junge vor drei Colabechern. Auf dem Kleinsten steht: „Damals". Auf dem größten steht: „Heute". Die Botschaft lautet: „Die Portionen wachsen, die Diabetes-Fälle häufen sich". Und damit die Botschaft auch jeder versteht, fehlt dem Jungen sein rechtes Bein.

Übrigens: Es gibt in Deutschland immer noch **„Experten"**, die behaupten dürfen, Diabetes und Zucker hätten nichts miteinander zu tun.

7. Zu wenig Vollkorn
Gepriesen sei: Sebastian Kneipp!

Der große Naturheilkundige Sebastian Kneipp sah das Unheil voraus – und geißelte das aufkommende Weißmehl mit markigen Worten als „wertloses Kunstmehl", dem die wichtigen Nährstoffe fehlen, etwa die gerade für Diabetiker so segensreichen Spurenelemente wie Zink.

Aber nicht nur das: Weißmehl lässt mit seinem hohen glykämischen Index den Blutzucker schneller ansteigen als Vollkornbrot, das darüber hinaus die **lebensschützenden Ballaststoffe** enthält, die mit ihren Pflanzenfasern vom Darm aus schlank machende Sättigungsgefühle senden, Fette binden und den Leberstoffwechsel ankurbeln.

8. Rotes Fleisch
Wenn die Eisenspeicher glühen

Ein immer wieder genannter Diabetes-Auslöser ist rotes Fleisch, wobei wohl vor allem die daraus hergestellte Wurst am Pranger steht. Die in der Wurst schlummernden gesättigten Fette begünstigen die Entstehung von freien Radikalen, die sich negativ auf den Stoffwechsel der Zellen auswirken. Verstärkt wird dieser Prozess durch das Eisen im Farbstoff Myoglobin des roten Fleisches. Die daraus resultierende „Eisenüberladung" des Körpers mit dem Depot-Eisen Ferritin begünstigt wiederum Entzündungen, die eine wichtige Rolle als Diabetes-Beförderer spielen.

9. Lärm/Stress
Startbahn West, Landebahn Diabetes

Was geplagte Flughafenanwohner schon lange argwöhnen, bestätigt auch die Wissenschaft: Lärm macht krank – und Lärm kann auch Diabetes auslösen: Im Experiment zeigt es sich, dass die für die Gesundheit so wichtigen Tiefschlafphasen durch Lärm massiv gestört werden, was im Körper die Entzündungsparameter ansteigen lässt – und die Insulinresistenz begünstigt.

Ähnlich verhält es sich mit Schichtarbeit, die ebenfalls ein Diabetes-Auslöser sein kann. Auch permanenter Stress löst durch den Anstieg der Hormone Adrenalin und Cortisol einen Mechanismus aus, an dessen Ende ein manifester Diabetes stehen kann. Wobei der Stress auch das so wichtige Diabetes-Mineral Chrom raubt, was die Wirksamkeit des Insulins sinken lässt. Sogar Feinstäube, vor allem des Autoverkehrs, gelten mittlerweile als eine Diabetes-Ursache.

10. Junk Food
American Way of Diabetes-Life

Wie eine „Diabetes-Anleitung" liest sich das Programm der aus Amerika zu uns schwappenden Fast-Food-Industrie: Schnelle Kohlenhydrate in pappige Brötchen, in zuckriges Ketchup, in Süß-

getränke „verpackt". Dazu fetttriefende Würste und Fritten. Und dieses **„süße Fett"** wird meist auch noch schnell heruntergeschlungen, sodass die so wichtige geordnete Mahlzeit mit einer strukturierten Nahrungszufuhr keine Chance hat. Auch werden Jugendliche frühzeitig auf einen künstlichen Surrogat-Geschmack getrimmt, gegen den das Echte, etwa ein Apfel statt gesüßtem Apfelsaft, nicht mehr „anschmecken" kann.

Ist also McDonald´s zwangsläufig schlecht? Nein, wer etwa nach dem **„Kolb-Kompass"** isst, wird auch bei den Burger-Bruzzlern fit satt. Das bestellt Professor Hubert Kolb am liebsten: ChickenMcWrap, also gesundes Hühner- statt rotes Schweinefleisch mit Grünzeug. Alles im gerollten dünnen Fladenteig, dazu einen Salat und ein Mineralwasser. „Das ist gesund und schmeckt lecker", lobt der Düsseldorfer Immunbiologe und Diabetes-Forscher. Das „gesund" glauben wir, das „lecker" überprüfen wir.

Sind Sie Diabetes-gefährdet?

Es gibt viele Gesundheits-Checks, um das „Zucker"-Risiko abzuschätzen. Empfehlen kann ich den DDS-„Findrisk" der DiabetesStiftung DDS. Das ist derzeit der einfachste, am weitesten verbreitete und bewährteste Risiko-Fragebogen in neun Sprachen.
www.diabetes-risiko.de/diabetes-risikotest

Interessant ist auch der „Risiko-Score-Test" (DRS) des Deutschen Instituts für Ernährungsforschung DIfE, der auf die oben genannten Diabetes-Auslöser Bezug nimmt.
Bei mir lautete das aktuelle Ergebnis des DIfE-Tests übrigens: **„Sie haben ein geringes Typ-2-Diabetes-Risiko. Machen Sie weiter so!"**

Zum DRS-Test geht's hier: drs.dife.de

5 Faktoren, die Typ-2-Diabetes fördern

Die 10 Gründe, die Typ-2-Diabetes auslösen, habe ich zu 5 Faktoren kristallisiert, die Typ-2-Diabetes besonders begünstigen.

1. Insulin schafft nicht

Der zentrale Faktor beim Typ-2-Diabetes: Es ist meist genügend Insulin da, aber Übergewicht und Trägheit lassen es nicht mehr richtig wirken. Das Durchbrechen der Insulinresistenz ist der Kern jeder Diabetes-Therapie.

2. Zu wenig Insulin

Beim Typ-2-Diabetes meist nicht das Hauptproblem. Häufig ist sogar zu viel da, das Hormon schafft aber nicht richtig. Lässt die Produktion tatsächlich nach, entsteht der „Alterszucker", es muss Insulin gespritzt werden.

3. Schnelle Kohlenhydrate

Zucker in Süßbrausen, Weißmehlgebackenes, durchgekochte Nudeln und Reis lassen die dick machende „Zucker-Insulin-Schaukel" pendeln. Es entsteht Übergewicht – was wiederum DER Typ-2-Auslöser ist.

4. Permanente Entzündungen

Krank machender Stress, Schichtarbeit, eine falsche Ernährung aus Junk, Zucker, zu wenig Gemüse bereiten den Säureboden, auf dem Entzündungen gedeihen. Die entstehende Insulinresistenz fördert den Typ-2-Diabetes.

5. Bewegungsmangel

Der Stoffwechsel funktioniert nur mit regelmäßiger Bewegung. Körperliche Aktivität lässt das Insulin wieder wirken – und baut entzündungsfördernden Stress ab. Kombiniert mit Krafttraining sinkt das Gewicht dauerhaft.

5 Therapien, die Zucker zähmen

Auf die 5 Faktoren beziehen sich die 5 Therapien, mit denen ich den Zucker zähmen will – ein ganzheitlicher Ansatz.

1. Lebensänderung

Die Königstherapie aktiviert die Insulinproduktion, lässt das Hormon wieder wirken, zähmt die schnellen Kohlenhydrate, entzieht Entzündungen ihr „saures" Milieu und bringt den Körper auf Trab.

2. Heilpflanzen

Die sanfte Naturtherapie ergänzt mit breitem Wirkungsspektrum die Lebensänderung. Bitterstoffe machen schlank, bremsen Entzündungen. Wer Pflanzen selbst sucht, baut Stress ab und bewegt sich.

3. Nährstoffe

Vitamine und Mineralien fehlen gerade Diabetikern häufig. Mineralien bereiten das Milieu für die Gleichgewichts-Prozesse im Körper. Vitamine zügeln typische „Diabetes-Begleiter" wie Herzschwäche.

4. Tabletten

Die Basis der Tabletten-Therapie ist Metformin: Es steigert die Insulinwirkung. Erst wenn seine Wirkung ausgereizt ist, kommen weitere Medikamente zum Einsatz. Die Lebensänderung optimiert die Therapie.

5. Insulin

Das Hormon ist der wirksamste Zuckersenker. Aber es hat Nebenwirkungen, macht oft dick, kann zu gefährlichem Unterzucker führen. Deshalb ist sein Einsatz erst angezeigt, wenn es wirklich gebraucht wird.

Fünf Therapien

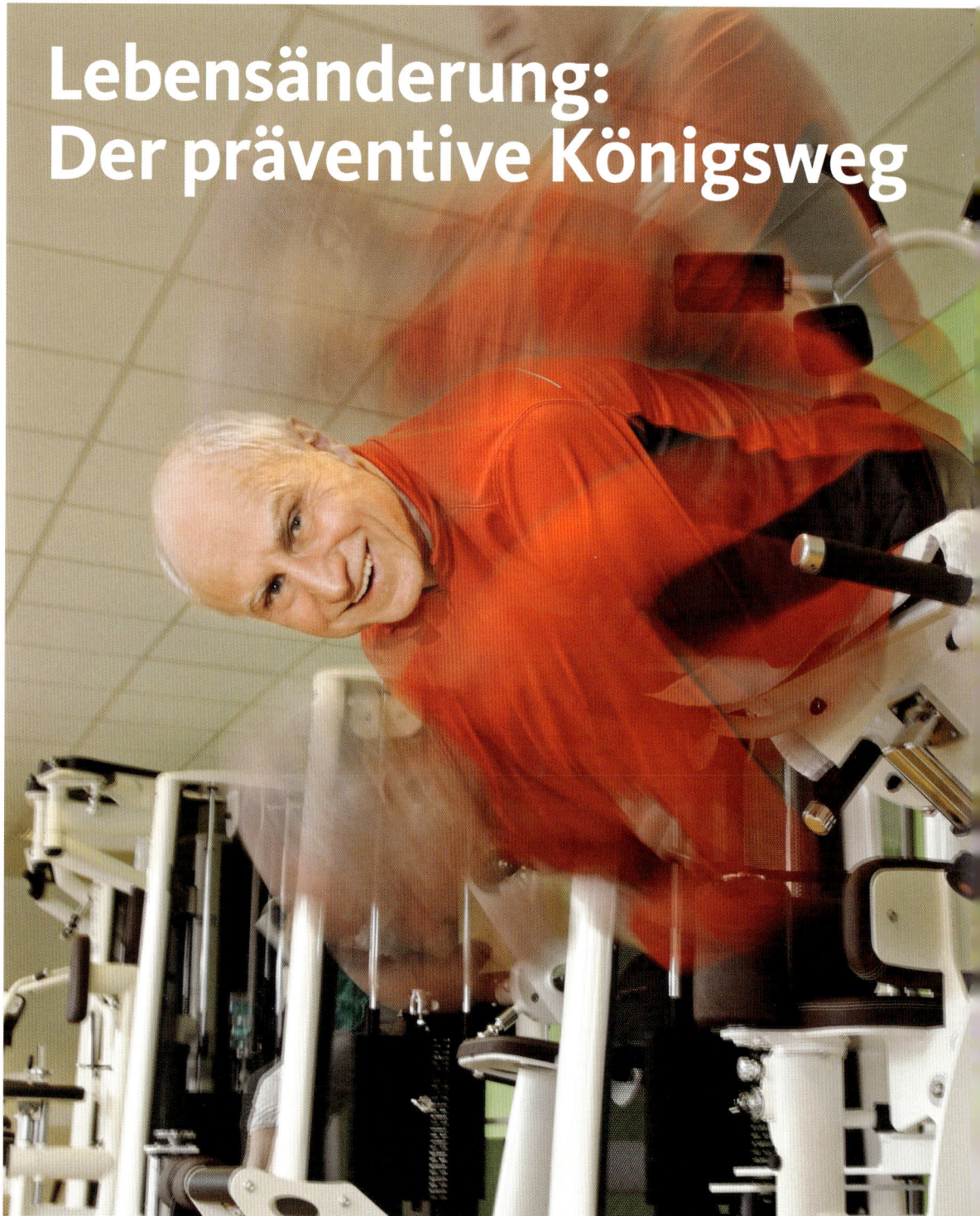

Lebensänderung: Der präventive Königsweg

Fünfzig Prozent weniger Diabetiker

Nur die Lebensänderung könnte die Diabetes-Explosion stoppen: Würde das Gewicht der dicken Deutschen um gerade mal fünf Kilo gesenkt, verminderte sich die jährliche Zahl neuer Diabetiker von über 300 000 auf mindestens die Hälfte – rechnet Prof. Dr. Hans Hauner im Gespräch auf Seite 124 vor. Was so überzeugend klingt, funktioniert leider in der Praxis kaum.

Messen. Essen. Laufen – die „Lauber-Methode" ist ein seit über zehn Jahren bewährter Weg, ohne Medikamente den Typ-2-Diabetes zu besiegen. Weit über 60 000 Leute haben meine Diabetes-Bücher gekauft, Hunderte haben mir geschrieben, dass sie mit meiner von Ärzten empfohlenen Methode, ihren Zucker gezähmt haben. Ihren Erfolg verdankt die Methode der Idee, von den wesentlichen Diabetes-Ursachen auszugehen – und dafür praktische Lösungen anzugeben: Die Blutzuckermessung hilft zum Handeln; spezielle Lebens-Mittel zügeln das dick machende Insulin; Körperaktivitäten verbrennen Zucker.

Der Einzelne muss sich ändern. Aber das wird nicht reichen. Auch die Gesellschaft muss sich ändern, um die Diabetes-Epidemie einzudämmen. Was notwendig ist, zeige ich in meinem **„Diabetes-Manifest"**; was ebenfalls notwendig ist, erklären in einem ausführlichen Gespräch Prof. Dr. Rüdiger Landgraf und Reinhart Hoffmann, die Macher der Deutschen Diabetes-Stiftung.

Von **„Lebensänderung"** statt **„Lebensstiländerung"** spreche ich auch in „Zucker zähmen". Denn Lebensstil greift meiner Meinung nach zu kurz. Es geht um das Leben, um einen grundsätzlichen Neuanfang. Mit Lebensänderung ziele ich auf die emotionale Ebene, das Herz, die Seele. Die Stiländerung erreicht nur ein Organ: Das wankelmütige Hirn. Sicher, das mögen Stilfragen sein. Wichtig ist eines: Dass sich endlich überhaupt etwas ändert!

Wirksam, preiswert – und ohne Nebenwirkungen: Das am meisten unterschätzte Diabetes-Medikament: Körperliche Ertüchtigung

Fünf Therapien

Zehn Jahre „Fit wie ein Diabetiker"
Diabetes ohne Medikamente besiegen!

Der Klassiker der Diabetes-Ratgeber, der zeigt, wie sich durch eine Änderung des Lebens der Typ-2-Diabetes ohne Medikamente besiegen lässt.

Ein Paukenschlag war das Buch „Fit wie ein Diabetiker" im Jahr 2002 – und das aus zwei Gründen: Diabetes war darin plötzlich **keine Krankheit mehr, sondern eine Chance**. Und: Mit meiner „Lauber-Methode" aus Messen. Essen. Laufen zeigte ich, dass es möglich ist, seinen „Lifestyle-Diabetes", wie ich ihn nannte, ohne Medikamente zu besiegen.

Obwohl das Buch kaum beworben wird, verkauft es sich immer noch sehr gut. Und immer noch bekomme ich begeisterte Zuschriften wie Mitte 2012 von einem Schweizer Leser: „Messen, Essen, Laufen. Noch immer halte ich mich daran. Habe dabei rund 15 kg abgenommen. Seit mehreren Wochen auf Idealgewicht. Ihr Ansatz überzeugt mich."

Eine Kraft scheint von dem Buch auszugehen, denn immer noch sprechen mich Leute begeistert darauf an, gerade auch Diabetes-Beraterinnen und Ärzte. Mich freut das, obwohl ich das Buch mit diesem Elan, mit der Mischung aus Euphorie und Rückschlagsärger so nicht mehr schreiben könnte, weil ich inzwischen zu viel weiß. Deshalb werde ich das Buch nur ganz leicht überarbeiten – und Mitte 2012 in der inzwischen 5. Auflage neu herausbringen.

Ohne Medikamente den Diabetes besiegen, das ist ein Kern des Buches, meiner Methode. Mir ist das jetzt seit über zehn Jahren gelungen. Ganz vielen anderen auch. Aber selbst wer es nicht schafft, ganz ohne Medikamente auszukommen, profitiert von dem Ansatz. Denn wer es einmal probiert, wird mit einem ungeheuren Motivationsschub belohnt – und braucht dann vielleicht weniger Medikamente.
Oder gar keine mehr.

Für „Zucker zähmen" habe ich die wesentlichen Elemente meiner Präventions-Methode zum ersten Mal in ein übersichtliches Schema gepackt, das Sie nebenstehend finden. **Also auf zu Messen! Essen! Laufen!**

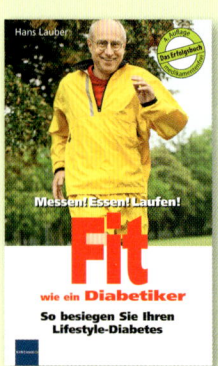

„Fit wie ein Diabetiker"

Klassiker der Diabetes-Prävention: „Fit wie ein Diabetiker"

„Ich empfehle die LAUBER-METHODE den Patienten, die körperlich noch in der Lage sind, ihren Lebensstil zu verändern. Wie keine andere Therapie stellt sie effektiv die Änderung der Lebensweise in den Mittelpunkt."

Prof. Dr. med. Thomas Haak, Chefarzt Diabetes-Zentrum Bad Mergentheim

„Fit wie ein Diabetiker", Kirchheim-Verlag, 152 S., 14,50 €

Lebensänderung

Messen. Essen. Laufen: „Lauber-Methode"

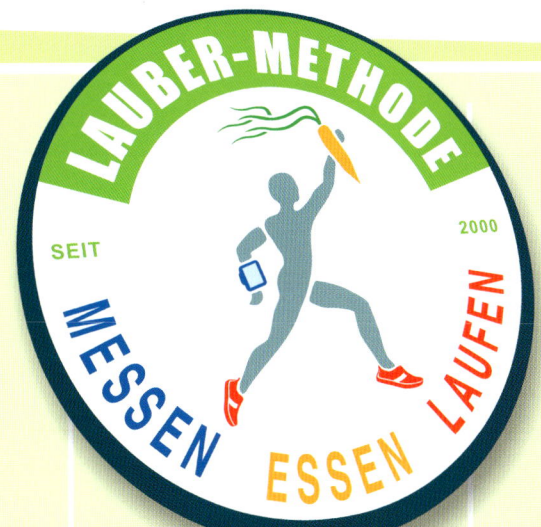

1 x täglich
1 x monatlich
4 x jährlich

Motivierend Messen

Basis der „Lauber-Methode" für TYP-2-DIABETIKER ist das Messen. Jeden Morgen wird der Nüchtern-Blutzucker gemessen. 1-mal monatlich werden die Werte nach dem Essen bestimmt. 4-mal jährlich wird der Langzeitwert HbA_{1c} ermittelt. Das Messen ist Statusreport und Handlungsanleitung.

Heimat
Jetzt
Selbst

Echt Essen

Zwei Drittel der Methode macht das Essen aus. Gekocht wird heimisch aus dem Jetzt der Jahreszeiten und selbst. GENUSS UND GEMÜSE sind die Hauptzutaten. Es wird 5-mal täglich gegessen: Die wichtigste Mahlzeit ist das Frühstück. Mahlzeiten 2 und 4 sind Apfel oder Karotte. Je später der Abend, desto kleiner die Portion. So bleibt der Blutzucker konstant.

1 2 **3** 4 5

10 km
3 x wöchentlich
4 x monatlich

Lustvoll Laufen

Ein Drittel der Methode macht die Bewegung aus. 10 Kilometer Joggen stehen 3-mal wöchentlich auf dem Programm – oder entsprechend länger flott Laufen oder Radfahren. 4-mal im Monat geht es ins Fitness-Studio, um Muskeln für die permanente Glukose- und Fettverbrennung aufzubauen.

Lauber-Methode: Motivierend Messen

Wer misst, kann handeln

Ein umfassender Überblick der Messverfahren, die es für Typ-2-Diabetiker gibt – auch wenn die offizielle Medizin viele dieser Verfahren nicht anwendet. Ein Versäumnis.

Viele haben Diabetes – und wissen es nicht. Andere haben Diabetes – und müssten die Stoffwechselstörung gar nicht haben, wenn sie aus den Messergebnissen die Motivation für eigenes Handeln ziehen würden. Viele haben Diabetes – und wissen nicht, warum. Wer aber beispielsweise durch die Bestimmung des C-Peptids im Blut weiß, dass genug eigenes Insulin da ist, kann sein Leben so umstellen, dass er möglicherweise Medikamente vermeiden kann

Hier finden Sie eine **Übersicht praktisch aller bekannten Messverfahren**, die es derzeit gibt. Erschrecken Sie nicht, wenn Sie die folgenden Seiten sehen. Für die praktische Umsetzung der „Lauber-Methode" im Alltag brauchen Sie sich nur auf die „Einmal-Blutzuckermessung" und den „Test des Langzeitwertes HbA_{1C}" zu konzentrieren.

Wichtig ist es mir auch, darauf hinzuweisen, **welche Interessen hinter den Grenzwerten** stehen, die scheinbar so allmächtig zwischen gesund und krank entscheiden können.

Einmal-Messung
Warum gibt es keine Messpflicht?

„Zucker" ist tückisch, Diabetes tut nicht weh – weshalb allein in Deutschland einige Millionen Menschen leben, bei denen schon über Jahre zu viele gefährliche Zuckermoleküle im Blut zirkulieren. Dort schädigen sie jeden Tag die kleinen Blutgefäße der Augen, der Nieren, der männlichen Schwellkörper (es droht die Impotenz!), der Füße, führen zu Amputationen. Gleichzeitig greifen die süßen Teilchen über Ablagerungen in den großen Gefäßen Herz und Hirn an, weshalb viele Leute mit Herzinfarkt einen Diabetes haben, ohne es zu wissen.

Hier hilft nur eines: Messen! Das geht einfacher, als viele denken. Praktisch jede Apotheke kann den Blutzucker messen – eine Sache von wenigen Minuten. Aber natürlich kann auch jeder selbst seine Werte bestimmen, die Geräte sind leicht zu bedienen, brauchen nur noch eine minimale Menge Blut. Weshalb es an sich vernünftig wäre, das Messen des Blutzuckers einmal jährlich für alle zur Pflicht zu machen. So ließen sich Hunderttausende unentdeckter Diabetes-Fälle frühzeitig erkennen – und vernünftig therapieren.

Ab welchem Wert wird es kritisch? Der offizielle Grenzwert liegt bei 100 mg/dl, morgens nüchtern gemessen. Ab diesem Wert gilt die Glukosetoleranz als gestört, ab 126 wird ein Diabetes diagnostiziert. Interessant ist auch der Wert nach einer Mahlzeit. Er sollte nach der internationalen Leitlinie der IDF zwei Stunden danach unter 140 liegen. Allerdings ist diese Grenze praktisch sehr schwer zu erreichen. Interessanterweise fordert deshalb die amerikanische Diabetes-Gesellschaft als Ziel, dass ein bis zwei Stunden nach Beginn einer Mahlzeit der Blutzuckerwert unter 180 mg/dl liegen sollte – immerhin rund 40 Punkte über der IDF-Leitlinie.

Auch ist zu berücksichtigen, dass ab dem Jahr 2009 die Messmethode für die Blutzuckerbestimmung verändert wurde. Der Wert wird jetzt nicht mehr aus dem Vollblut, sondern aus dem Plasma bestimmt. Das bewirkt, dass sich bei unveränderter Stoffwechsellage die **Werte um bis zu 15 Prozent erhöhen.**

Dass das so ist, bestätigt mir schriftlich ein großer Messgeräte-Hersteller: „Das Gerät misst den BZ-Wert aus dem kapillaren Vollblut, rechnet dann automatisch in den kapillaren Plasmawert um und gibt diesen auf dem Display aus. **Aus 100 mg/dl werden dann automatisch 111 mg/dl.**"

Neues Messverfahren verschärft Messwerte
Absichtlich oder nicht unterlassen es aber viele Ärzte, ihren Patienten zu sagen, dass durch das neue Messverfahren nun auch die erhöhten Werte „akzeptabel" seien – was darauf hinausläuft, dass die Menschen sich kränker fühlen als sie es sind. Konsequenter wäre es gewesen, mit der Umstellung auf die Plasmakalibrierung auch die Zielwerte nach oben zu korrigieren. So bleibt der Eindruck, dass die Umstellung gerne genutzt wird, um die Werte zu verschärfen. Siehe hierzu auch das Kapitel „Grenzwerte".

Wenn Sie für sich ein Gerät auswählen, achten Sie darauf, dass es nicht nur **präzise, sondern auch genau** misst. Viele Geräte zeigen zwar präzise einen Wert an, aber absolut ist er nicht richtig, weil das Gerät nicht genau misst. Ein solches „Genau-Gerät" ist etwa das „Mobile" von Accu-Chek, das ich verwende. Bedenklich ist, dass nun aber Krankenkassen teilweise nur noch deutlich billigere Geräte der sogenannten „Preisgruppe B" erstatten, die aber teilweise Abweichungen von bis zu 40 Prozent haben. „Ob sich das langfristig rechnen wird?", fragt Günter Nuber, Chefredakteur des „Diabetes-Journals" – und gibt als Antwort: „Das bezweifle ich."

Wie ein aufwendiges Labor im Miniformat funktionieren die Geräte. Trotzdem werden sie oft kostenlos abgegeben, weil das Geschäftsmodell der Firmen dem der Handys ähnelt. Dort werden die Geräte subventioniert, um mit den Gesprächen zu verdienen. Hier werden die Geräte subventioniert, um mit den Tests zu verdienen.

Zwischen 50 und 60 Cent kostet eine Messung im Durchschnitt. Das sind Größenordnungen, die sicher noch Luft nach unten bieten. Bezahlt werden die Messungen zum großen Ärger vieler Patienten für Typ-2-Diabetiker, die kein Insulin spritzen, von den Kassen praktisch nicht mehr. Das ist nicht wirklich nachvollziehbar, denn wer seine Werte nicht kennt, kann sein Verhalten auch nicht ändern.

Fazit: Ein probater Test, um rasch seinen Blutzuckerstatus festzustellen. Wobei zur Diagnosesicherung eine Labormessung erforderlich ist.

Eine Umrechnungstabelle von mg/dl zu mmol/l und des Langzeitwertes HbA$_{1c}$ von Prozent in mmol/mol finden Sie auf der zweiten Umschlagseite.

Umrechnung der Werte
von Vollblut- auf Plasmakalibrierung (gemessen in mg/dl)

Vollblut	Plasma
55	61–63
75	83–86
100	110–115
125	138–144
150	165–173
200	220–230
300	330–345

Langzweitwert HbA$_{1c}$

Hat das „Zuckergedächtnis" auch Lücken?

Ein Schlüsselwert bei der Diagnose des Typ-2-Diabetes ist das HbA$_{1c}$. So wird es ermittelt: Blutzucker bindet sich an den roten Blutfarbstoff Hämoglobin (HbA), wodurch das HbA$_{1c}$ entsteht. Je höher der Blutzucker, je länger der Blutzucker erhöht war, desto höher der HbA$_{1c}$-Wert.

Erfasst wird dieser Anteil in Prozent, was etwa bei einem HbA$_{1c}$ von „7" bedeutet, dass sieben Prozent des Hämoglobins „verzuckert" sind. Hämoglobin findet sich in den roten Blutkörperchen, deren Lebensdauer um die 120 Tage beträgt. **So ist das HbA$_{1c}$ das „Blutzuckergedächtnis" der letzten zwei bis drei Monate.**

Allerdings hat dieses „Gedächtnis" auch Lücken. So kann ein Eisenmangel, können bestimmte Medikamente den Wert fälschlich erhöhen. Leistungssportler oder Menschen mit Leberschäden haben oft einen falsch-niedrigeren Wert. Auch ist der Wert ein Durchschnitt, es kann also im Extremfall sein, dass jemand permanent zu hohe und zu tiefe Werte hat – trotzdem kann das Durchschnitts-HbA$_{1c}$ scheinbar prima sein, weshalb sich zusätzliches Blutzuckermessen empfiehlt.

Auch spielt die Jahreszeit eine Rolle, im Februar ist der Wert erfahrungsgemäß höher als etwa im September, weil die Menschen im Frühjahr und Sommer aktiver sind als in den Wintermonaten. Natürlich gibt es dafür keine Studien. Das ist praktisches ärztliches Wissen aus dem täglichen Umgang mit Patienten.

Auch sind **Messtoleranzen** zu berücksichtigen, so streut ein Wert von 6,5 von 6,2 bis 6,8. Zwar sind die früher völlig unterschiedlichen Mess-Standards inzwischen vereinheitlicht. Trotzdem kann es beispielsweise sein, dass bei einem Zielwert von „7" das eine Labor auf „6,7", das andere auf „7,3" kommt – was zu unterschiedlichen Therapien führen kann. Interessant ist auch, dass mit dem Alter der Wert ansteigt. So hat bei gleicher Stoffwechsellage ein 70-Jähriger im Vergleich zu einem 40-Jährigen einen um 0,3 bis 0,5 Prozent höheren Wert.

Eine Fülle von Unwägbarkeiten begleitet also diesen Wert, der für viele Ärzte inzwischen zum alleinigen Diagnosekriterium geworden ist. Davor warnt aber in „Der Diabetologe" der Münchner Professor Dr. Rüdiger Landgraf: **„Das HbA$_{1c}$ als alleiniges Diagnosekriterium zu etablieren, ist nicht zu empfehlen."**

Zwischen 5 und 15 Euro kostet eine HbA$_{1c}$-Messung. Bezahlt werden von den Kassen in der Regel maximal vier Tests im Jahr.

Fazit: Ein wichtiger Test. Dem fast schon säkularen Status als alleiniges Diagnosekriterium kann das HbA$_{1c}$ allerdings nicht gerecht werden.

Zuckerbelastungstest OGTT

Lassen sich die Süßfluten bändigen?

Sind Nüchternblutzucker und Langzeitwert HbA$_{1c}$ im Grenzbereich, greifen die Ärzte zu einem dritten Diagnostikmittel, dem Oralen Glukose-Toleranztest OGTT. Dabei werden auf nüchternen Magen 250 bis 300 ml einer Lösung aus Wasser und 75 g gelöstem Traubenzucker rasch getrunken. Diese Zuckerflut löst im Körper einen starken Anstieg des Blutzuckerspiegels aus – und eine daraufhin einsetzende Insulinausschüttung. Damit versucht der Körper, die Glukosemassen zu bändigen, speichert sie teilweise in den Muskeln und in den Fettzellen.

Zwei Stunden wird dann gewartet, in denen sich nicht bewegt werden soll, was ja den Zuckerspiegel senken würde. Dann wird wieder gemessen. Ideal ist es, wenn der Wert unter 140 mg/dl liegt – dann ist ein Typ-2-Diabetes praktisch auszuschließen. Kritisch sind Werte zwischen 140 und 200, hier wird von einer **gestörten Glukosetoleranz** gesprochen. Bei Werten von über 200 ist von einem manifesten Diabetes mellitus vom Typ-2 auszugehen.

Kosten: Je nach Praxis und Abrechnungsmodus kostet ein OGTT zwischen 10 und 15 Euro. Im Prinzip können Sie den Test auch selbst durchführen, um ein Gefühl zu bekommen, wie ihr Körper auf extreme Kohlenhydratbelastungen reagiert – etwa zu verschiedenen Jahreszeiten – und ob sich der Wert verändert, wenn etwa besonders kohlenhydratreich gegessen wurde.

Fazit: Ein relativ preiswertes und bewährtes Messverfahren, um einen beginnenden oder manifesten Typ-2-Diabetes nachzuweisen.

Insulin-Status/C-Peptid
Liegt wirklich ein Mangel vor?

Viele Typ-2-Diabetiker bekommen Insulin verordnet – obwohl sie es gar nicht bräuchten. Sie haben genügend von dem Hormon. Es wirkt nur nicht mehr richtig, weil etwa Übergewicht und Bewegungsmangel die Sensitivität des Insulins herabgesetzt haben, weshalb die Ärzte von einer Insulinresistenz sprechen.

Wer wissen will, wie sein Insulinstatus ist, lässt ihn messen. Zwei Verfahren bieten sich an: Zum einen über die Insulinmenge selbst, was aber relativ selten gemacht wird, da das Hormon sehr rasch zerfällt. Wesentlich stabiler ist das „C-Peptid", weshalb meist dessen Wert ermittelt wird.

Ein Eiweiß ist das C-Peptid, das mit dem Insulin solange verbandelt ist, bis sich das „richtige" Insulin bildet. Dann wird das Eiweiß abgespalten und hilft, die Leitfähigkeit der Nerven zu sichern. Da aber Insulin und C-Peptid immer gleichzeitig ins Blut ausgeschüttet werden, ist die Menge dieses Stoffs ein Maß für die Insulinproduktion. Der Normwert für das C-Peptid liegt zwischen 0,7 und 5,0 myg/l. Diagnostisch relevant sind vor allem stark erhöhte und stark erniedrigte Werte.

Eine C-Peptid-Bestimmung wird aus Kostengründen selten routinemäßig durchgeführt. Die Kosten schwanken stark, je nach „Nachfrager". Gesetzliche Kassen haben in der Regel Verträge und bekommen es günstiger. Ein Privatkunde muss mit rund 30 Euro rechnen.

Fazit: Interessant für Leute mit deutlichen Diabetes-Symptomen, die etwa vor dem Spritzen von Insulin stehen und nicht wissen, ob sie einen Mangel haben. Hier könnte eine Messung einen „Ruck" auslösen, nach dem Motto: „Herrgott, ich hab doch genug eigenes Insulin, bring ich es doch endlich ans Schaffen. Wo ist das nächste Fitness-Studio?"

So gesehen könnte eine schlichte Messung des Insulin-Status vielleicht das Spritzen des Insulins verzögern – oder gar verhindern.

HOMA-IR
Schafft das Insulin noch?

Eine der wesentlichen Ursachen für den Typ-2-Diabetes ist die Insulinresistenz. Der Körper bildet also noch genügend von dem Hormon, aber es „schafft" nicht mehr richtig, ist nicht mehr ausreichend in der Lage, die Glukose als Brennstoff in die Zellen zu schleusen. Lange bevor ein manifester Diabetes ausbricht, signalisiert die beginnende Insulinresistenz, dass ein „Zucker" im Anmarsch ist.

Messen lässt sich die Insulinresistenz mit einem Test, der **auch in Fachkreisen kaum bekannt** ist: Dem HOMA-IR, was für Homeostasis Model Assessment – Insulinresistenz steht. Dieser Wert zeigt an, wie gut die Zellen auf das Insulin ansprechen, wie die Insulinresistenz (IR) ist. Der HOMA-IR wird wird aus dem Nüchternwert von Glukose und Insulin gebildet. Wobei Werte von über 2 auf eine Insulinresistenz hinweisen – und Werte von über 8 typisch für Typ-2-Diabetiker sind.

Sind der Nüchternblutzuckerwert und der Insulinwert bestimmt, so fallen für die Errechnung des HOMA-IR **keine weiteren Kosten** an.

Fazit: Ein interessanter Wert, der viel stärker als Frühindikator genutzt werden könnte, um einen ausbrechenden Diabetes früh zu erkennen – und über eine Änderung des Lebensstils gar nicht erst ausbrechen zu lassen.

Kontinuierliche Zuckermessung CGM
Drohen nächtens tiefe Abstürze?

Schrecklich kompliziert hört es sich an: CGM Continuous Glucose Monitoring – doch in der Praxis geht es ganz einfach: Ein kaum spürbarer Piks, schon ist die rund zwei Zentimeter lange Plastikkanüle im Bauchfett. Der Sensor wird mit einem kleinen Sender verbunden, die etwa 2 Euro große Fläche, die überhaupt nicht stört, wird wasserdicht abgeklebt – und schon wird für eine gute Woche der Zucker gemessen und alle paar Minuten an einen Sender gefunkt, wo sich eine kontinuierliche Zuckerkurve aufbaut.

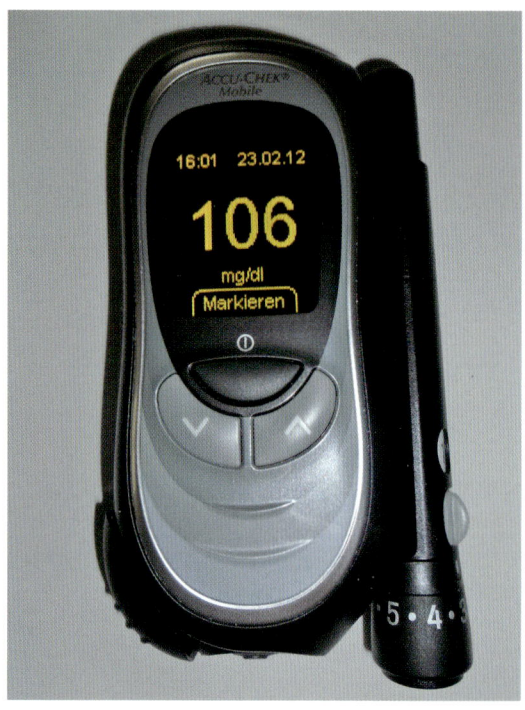

Kalibrieren das kontinuierliche CGM-Gerät: Korrekte Werte der Blutzuckermessung

Na gut, es sind nicht absolut vergleichbare Werte, auch muss das System öfter mit „richtigen" Werten der Blutzuckermessung kalibriert werden, aber die Reaktion des Zuckers auf den Lebensstil ist wunderbar zu beobachten; etwa schnelle Kohlenhydrate, die den Zucker hochschießen lassen, Joggen und trockene Weine, die ihn sinken lassen. Wer es mit dem Weintrinken übertreibt, sieht auch am nächsten Morgen, was nächtens passiert ist: **Deutliche Abstürze** bis in den gefährlichen Bereich des Unterzuckers. Allerdings sind auch gerade im Bereich der tiefen Werte die Abweichungen vom „Normalwert" besonders groß. Aber das lässt sich ja in der nächsten Nacht korrekt mit der Einmalmessung nachschauen.

Rund **65 Euro plus das Einsetzen kostet der Sensor**, was von den Kassen in der Regel bei Typ-2-Diabetes nicht übernommen wird. Ich habe mir ein solches Gerät auf meine Kosten von der Diabetes-Beraterin Kerstin Sielemann in der Diabetes-Praxis von Dr. Meinolf Behrens in Minden einsetzen lassen – und habe es eine knappe Woche getragen; und zwar das **„Medtronic Paradigm Veo 754"**.

Natürlich habe ich bewusst mit dem Gerät experimentiert – und zeige Ihnen das Ergebnis für zwei typische Tage: Am Mittwoch habe ich mittags mit süßen Teilchen und abends mit alkoholfreiem Bier (erst wollte ich es mit Cola probieren, aber das schmeckt mir leider so grausam) den Blutzucker nach oben getrieben – wie Sie sehen, klappt das.

Etwas klüger war ich am Donnerstag, da wollte ich einen möglichst **gleichmäßigen Blutzuckerverlauf** erreichen – das, was ich mit meiner Methode propagiere. Auch das hat funktioniert, die Werte pendelten um die 100er-Marke. Besonders gut ist das auch gelungen, weil ich an diesem Tag eine Stunde intensiv Kraft und Ausdauer im Fitness-Studio trainierte. Sport wirkt!

Interessant ist, dass der Zucker nachts deutlich absinkt, wobei die Geräte hier nicht präzise genug sind, so dass ich nicht in einem so dramatischen Unterzucker war, wie es die Werte suggerieren. Aber der Verlauf illustriert eindrucksvoll, was mir Dr. Meinolf Behrens erläuterte: „Gegen 2 Uhr nachts hat das Insulin seine höchste Wirksamkeit."

Fasziniert hat mich das Gerät – und ich kann es nur all denjenigen empfehlen, die ihren Typ-2-Diabetes möglichst ohne Medikamente im Griff behalten wollen, weil es eben sehr klar zeigt, wie sich Essen und Bewegen auf den Blutzucker auswirken.

Fazit: Ein meiner Meinung nach unterschätztes Informationssystem für Typ-2-Diabetiker, das zeigt, wie der eigene Körper „tickt". Es reichen eine, maximal zwei Wochen, um ein Gefühl zu bekommen, wie sich die Blutzuckerkurve so steuern lässt, dass es keine großen Ausschläge gibt.

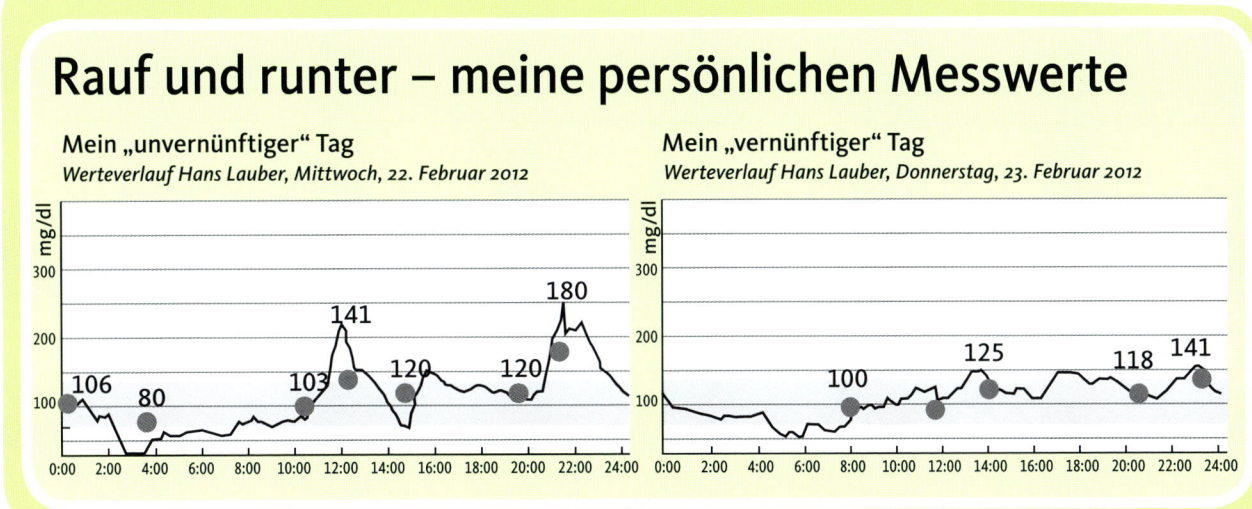

Rauf und runter – meine persönlichen Messwerte

Mein „unvernünftiger" Tag
Werteverlauf Hans Lauber, Mittwoch, 22. Februar 2012

Mein „vernünftiger" Tag
Werteverlauf Hans Lauber, Donnerstag, 23. Februar 2012

Wie grenzwertig sind Grenzwerte?

Sie sind die stärkste Waffe in der Hand des Arztes: Die Grenzwerte. Es gibt Praxen, da heißt es: „Sie haben ein HbA_{1C} von 6,6. Sie sind jetzt Diabetiker, Sie brauchen sofort Medikamente." Spätestens jetzt fühlt sich der Mensch, der als scheinbar Gesunder in die Praxis kam, chronisch krank.

Doch so ehern wie sie scheinen, sind viele Grenzwerte nicht. So sagt etwa Prof. Dr. Hans-Georg Joost vom Deutschen Institut für Ernährungsforschung über den Body-Mass-Index BMI: „Es gibt keine wissenschaftliche Rechtfertigung für Grenzwerte."

Das gilt auch für die starre Festlegung von Werten für den Nüchternzucker und das HbA_{1C}: **„Gott hat keine Grenzwerte vorgesehen"**, meint augenzwinkernd der Münchner Diabetologe Prof. Rüdiger Landgraf, „alles ist ein fließendes Kontinuum."

Unterstrichen wird diese Aussage dadurch, dass sich die Grenzwerte immer wieder verändern – allerdings ausschließlich in eine Richtung: Nach unten. So wurden vor allem die Werte für den Nüchternblutzucker immer „strenger", etwa durch die Umstellung von Vollblut- auf Plasmakalibrierung. Weil der Zielwert nicht angehoben wurde, sinkt so indirekt der Grenzwert. Manchmal sieht es so aus, als gäbe es eine Grenzwertsenkung als Geschäftsmodell, nach dem Motto: Je tiefer die Werte, desto höher der Medikamentenverkauf.

Grenzwertsenkung als Geschäftsmodell

Doch inzwischen macht sich offensichtlich auf breiter Front ein Umdenken breit. Ausgelöst wurde es wohl auch durch die sogenannte ACCORD-Studie, die ein starres Ziel verfolgte: Auf Teufel komm raus ein HbA_{1C} von 6,5 erreichen. Um das zu schaffen, wurden die Patienten teilweise mit vier bis fünf Medikamenten plus Insulin traktiert – eine Rosskur, die viele nicht überlebten, weshalb die Studie abgebrochen werden musste.

Seitdem wird mit den Grenzwerten, aber auch mit den dahinterstehenden „Leitlinien" differenzierter umgegangen. „Die Zeit der starren Leitlinien neigt sich dem Ende entgegen", konstatiert der Düsseldorfer Diabetesforscher Prof. Dr. Hubert Kolb. Und ein anderer Diabetologe meint kopfschüttelnd: „Wer nur nach starren Leitlinien behandelt, kann den Therapieplan auch die Putzfrau im Labor aufstellen lassen."

Inzwischen entdecken die Ärzte endlich wieder etwas an sich Selbstverständliches: **„Die ärztliche Kunst** muss künftig stärker in den Mittelpunkt gerückt werden", fordert Prof. Dr. med. Gerhard Scholz aus Leipzig – und plädiert dafür, die Grenzwerte individueller zu betrachten, also auch mal ein HbA_{1C} von „7" oder bei Älteren sogar höher im Rahmen einer personalisierten Therapie zuzulassen. Wichtig ist dem erfahrenen Arzt: **„Der Patient entscheidet über seine Behandlungsstrategie."**

Fazit: Es braucht Grenzwerte, natürlich. Aber sie sind nicht etwas quasi von Gott in Stein Gemeißeltes, sondern sie sind von Menschen festgelegt worden; Menschen, die sich irren können; Menschen, die auch Interessen haben. Was wir brauchen, sind **„atmende Grenzwerte"**, welche auf den Menschen zugeschnitten sind, die etwa Alter, Begleiterkrankungen und Geschlecht berücksichtigen.

Labor Lauber: Noch ein fitter Diabetiker?

Die „Lauber-Methode" aus Messen. Essen. Laufen. spielt im Kapitel „Lebensänderung" die dominante Rolle. **„Diabetes medikamentenfrei besiegen"** ist das Ziel meiner Methode – und natürlich war ich brennend interessiert, zu erfahren, ob ich noch gute Werte ohne Spritzen und Pillen schaffe. Also startete ich im Februar 2012 einen wahren Mess-Marathon im Diabetes-Zentrum Minden-Porta von Dr. Meinolf Behrens und Dr. Carsten Volkery. Alle von mir beschriebenen Tests habe ich machen lassen – denn ich wollte wissen, ob ich noch „Fit wie ein Diabetiker" bin, so der Titel des Buches, in dem ich meine Methode erstmals 2002 vorstellte. Und ich wollte für Sie authentisch ausprobieren, wie sinnvoll die einzelnen Messungen sind.

„Nun wollen wir mal", meinte aufmunternd Anna Epp, die Diabetes-Assistentin. Ein wenig mulmig war mir schon, als ich die vielen leeren Spritzenbehälter sah, die sich in den nächsten Minuten mit meinem Blut füllten, nur gut, dass in der Praxis so eine aufgeräumte Stimmung herrscht. Schon machte es „Piks" – und der Nüchternwert stand fest: 111 mg/dl. Ich hatte eine Stunde vorher noch 97 gemessen, aber da war ich auch nicht so aufgeregt. Ist im Rahmen. Schon kam das HbA_{1C}, mit 6,7, knapp über der magischen Grenze von 6,5, aber nachdem ich weiß, wie kapriziös dieser Wert ist, wie viele Faktoren ihn beeinflussen (etwa mein Alter von 63), bin ich zufrieden. Schon ging es weiter mit der standardisierten Zuckerlösung, dem Oralen Glukose-Toleranztest. Schmeckt eklig, dann zwei Stunden warten, ohne sich groß zu bewegen.

Endlich das Ergebnis des Zucker-Belastungstests: Grad noch mal gut gegangen, die Hürde knapp übersprungen, unterhalb des Grenzwertes. Nun gut, ich weiß seit über zehn Jahren, dass mein Körper auf schnelle Zuckerfluten nicht schnell genug reagiert, „es fehlt die frühe Insulinantwort", erläutert mir Dr. Behrens den Befund. „Habe ich zu wenig Insulin?", frage ich erschrocken, sehe mich schon an der Spritze.

Das Insulin sprudelt – und es wirkt!

Die erlösende Antwort kommt wenige Tage später: Alles im grünen Bereich: Es ist genug basales Insulin da, das C-Peptid mit 5,1 myg/l sogar über dem Normbereich. Aber wirkt mein vieles Insulin auch? Und wie! Der HOMA-IR, der die Insulinresistenz misst, beträgt großartige 0,9. Zum Vergleich: Ein HOMA IR von größer 2,5 ist der nahezu sichere Beweis für eine Insulinresistenz. Bei einem Typ-2-Diabetes beträgt der HOMA IR in der Frühphase im Mittel 8. Gut, dass ich das Insulin, seine Sensitivität habe messen lassen, das relativiert doch ganz massiv die Botschaft des HbA_{1C}. Gut auch, dass in den Füßen noch genügend Gefühl ist, denn sprechen sie nicht mehr auf die „Stimmgabel" an, wird es kritisch.

Auch der **„Test auf Herz und Nieren"**, der Mikroalbumintest, hat ein perfektes Ergebnis gebracht: Keinerlei Spuren von Eiweiß im Urin, was bedeutet, die bei Diabetikern besonders gefährdete Niere arbeitet einwandfrei. Auch sind weitere Gefäßschäden, die etwa dem Herzen gefährlich werden können, nicht vorhanden. Brennend hat mich auch interessiert, ob sich „Antikörper" bilden. Gott sei Dank nicht, weshalb ein „LADA-Diabetes" wohl auszuschließen ist.

Erfreulich, dass ich **beste Leberwerte** habe, wo ich doch so gerne den natürlichen „Zuckersenker" Wein genieße. Das Gewicht ist bei 1,75 m Körpergröße mit 68 Kilo seit zehn Jahren konstant – und den Bierbauch habe ich seit über zehn Jahren hinter mir, also kann ich auf meinen BMI von 22 richtig stolz sein.

Die „Lauber-Methode" wirkt!

Was hat nun das Messen gebracht? Die sehr erfreuliche Diagnose von Dr. Meinolf Behrens: „**Sie haben Ihren Diabetes perfekt im Griff.** Weiterhin alles Gute!"

Na, also: Messen. Essen. Laufen. funktioniert! Meine Methode „wirkt". Das ist gut für mich. Das ist **gut für Sie,** wenn Sie den Diabetes als Chance nutzen wollen; wenn Sie den Diabetes als ein „Glück" sehen wollen, der Sie wie ein kleiner Engel immer wieder daran mahnt, nicht über die Stränge zu schlagen, jedenfalls nicht dauernd.

Die Medikamente wegmessen!

Messen beruhigt. Messen gibt Handlungssicherheit – das ist mein Fazit aus dem Mess-Marathon bei Dr. Meinolf Behrens in Minden. Die rund 200 Euro eigenes Geld (nicht das Geld der Krankenkasse!) sind gut investiert. Jetzt weiß ich, die Werte sind in Ordnung, mein Diabetes begleitet mich seit über einem Jahrzehnt, ohne dass er Folgeschäden hinterlassen hat.

Vor allem weiß ich, es ist genug Insulin da, meine Zellen sind insulinempfindlich, das Insulin kann wirken. Nun gut, manchmal könnte es etwas schneller wirken. Aber da ich das weiß, vermeide ich die schnellen Kohlenhydrate, vor allem aus süßen Getränken, aus durchgekochten Nudeln.

Sicher, ich könnte die **Zuckerspitzen auch durch Medikamente zähmen**, etwa durch Glinide, die Insulin mobilisieren, durch kurzwirksame Insulin-Analoga. Oder ich könnte Acarbose nehmen, damit die Kohlenhydrate nicht so schnell ins Blut flutschen. Aber warum sollte ich?

Lieber halte ich es so, wie ich es immer gehalten habe: Das Messen gibt mir den Takt vor für die kluge Ernährung und die Bewegung. Und die **Medikamente? Die messe ich weg!**

Moral von meiner G'schicht

Wir brauchen motivierende Grenzwerte, die zum Handeln auffordern. Wenn etwa der Zuckerbelastungstest nicht so ganz befriedigend verläuft, kann der Arzt sagen: „Sie sind jetzt Typ-2-Diabetiker, der unbedingt Medikamente nehmen muss."

Oder er kann sagen. „Sie sind jetzt ein ‚Fast-Typ-2-Diabetiker', der Blutzuckerspitzen vermeiden sollte. Wie Sie das ohne Medikamente schaffen, dabei helfe ich Ihnen."

Würde der Arzt für die zweite Antwort von der Kasse besonders honoriert, wäre ein wichtiger Schritt zu einer Diabetes-Therapie geglückt, in deren Mittelpunkt die Änderung des Lebens steht.

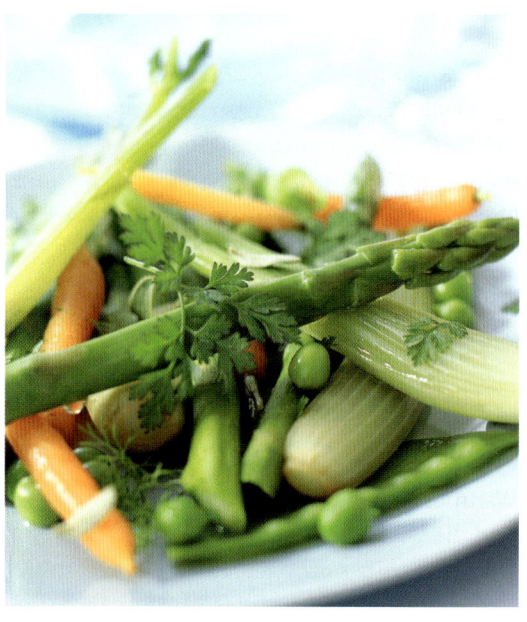

Dämpft Appetit, zügelt das Insulin, schmeckt gut: Salat

Lauber-Methode: Echt Essen

Gemüse und Genuss decken den Tisch

Wer sich klug ernährt, kann den Diabetes „wegessen". Das Schönste: Die Diabetes-Küche ist nicht teuer, weil sie eine Naturküche der Heimat und der Jahreszeit ist – und sie bietet großen Genuss.

Hippokrates hat recht: „Nahrung ist Medizin" postulierte schon vor über 2 500 Jahren der größte Mediziner des Altertums. Auf ihn schwören die Ärzte noch heute heilige Eide – nur gehen sie äußerst schludrig mit seiner Weisheit um, denn Ernährungsmedizin führt bei uns im Vergleich zur Medikamententherapie ein Schattendasein (siehe Gespräch mit Prof. Hans Hauner auf Seite 124). Ein tragisches Missverhältnis, denn laut Prof. Hauner „lassen sich rund 30 Prozent der Krankheitskosten durch eine vernünftige Ernährung einsparen." Aber nicht nur die Kosten lassen sich eindämmen, sogar die Krankheit selbst kann „weggegessen" werden.

Zwei Drittel der „Lauber-Methode" macht deshalb ESSEN aus. Denn die richtige Ernährung wirkt wie ein Zauberstab: Sie reguliert das Gewicht, lässt das Insulin richtig wirken, senkt Blutdruck und Cholesterin, macht Medikamente lange überflüssig. Wenn zwei Drittel „weggegessen" werden, dann bleibt noch ein Drittel übrig: Das wird „weggelaufen" – und die Messung des Blutzuckers gibt dann als Basis die klare Handlungsanleitung.

Drei Fragen stelle ich: Was essen? Wie kochen? Wann essen? Die Antworten auf diese Fragen sind die Umsetzung von Echt ESSEN im Alltag, sind der Schlüssel zu einer langfristigen Änderung des Lebens. Nur diese Lebensänderung zähmt den Zucker nachhaltig.

Was essen? Heimat. Jahreszeit
Mit dieser Frage quälen sich viele Diabetiker täglich. Dabei ist die Antwort ganz einfach: Das, was die Ursachen des Typ-2-Diabetes an der Wurzel packt. Also:

■ **Diabetes-Ursache Kohlenhydrate:** Wir brauchen Kohlenhydrate, sie sind unerlässlicher Brennstoff für unsere Zellen. Nur meistens essen wir die falschen, die „schnellen". Das sind die Kohlenhydrate im Weißbrot, in weichgekochten Nudeln, in Süßgetränken. Doch diese Kohlenhydrate schießen schnell ins Blut, lassen den Blutzucker ansteigen, es wird dick machendes Insulin ausgeschüttet, Übergewicht droht. Außerdem machen diese Kohlenhydrate nicht wirklich satt.

Lösung: Wir brauchen Kohlenhydrate, die langsam ins Blut gehen. Und die sind im Vollkornbrot, im Wildreis und natürlich in den Gemüsen, im Salat, alles Produkte also, die einen niedrigen glykämischen Index haben. Auch haben viele dieser Produkte, wie etwa Vollkornbrot, Ballaststoffe, die Fette binden, die Leber unterstützen und den Appetit dämpfen.

■ **Diabetes-Ursache Entzündungen:** Permanente Entzündungsprozesse der Gelenke, im Darm, in der Lunge sind eine wesentliche Diabetes-Ursache. Sie blockieren die Signalwege des Insulins und begünstigen die Resistenz des Hormons.

Lösung: Die meisten von uns sind übersäuert, was den idealen Nährboden für Entzündungsprozesse bildet. Also brauchen wir eine basische Küche als Basis-Küche bei Diabetes. Basisch sind praktisch alle Gemüse, die Gemüsebrühe; sind Essig, aber auch frische Getreide-Gräser. Basisch wirken auch Bitterstoffe, weshalb beispielsweise bittere Salate wie Endivie fast schon rezeptpflichtig sein müssten.

■ **Diabetes-Ursache Vitalstoffmangel:** Ausgerechnet Diabetiker, die besonders auf Vitamine, Mineralien, aber auch auf sekundäre Pflanzenstoffe wie das Polyphenol Quercetin angewiesen sind, verbrauchen diese durch den „Zucker" besonders stark, was wiederum die Krankheit quasi selbst verstärkt.

Lösung: Je ursprünglicher, je wilder die Gemüse, das Obst (etwa Streuobst), desto mehr vitale Helfer schlummern in ihnen. Aber auch Beeren prunken mit Vitaminen, den so wichtigen Antixodantien der sekundären Pflanzenstoffe. Wahre Vitalbomben sind die meisten Küchenkräuter – und vor allem die Wildkräuter, wie etwa Vogelmiere, Löwenzahn. Aber auch Nüsse brillieren mit VitaMineralien und herzgesunden Omega-3-Fetten.

■ **Diabetes-Ursache Insulinresistenz:** Das Hauptübel bei Typ-2-Diabetes, denn wenn das Insulin resistent geworden ist, kann es seine Aufgabe nicht mehr erfüllen. Und der Hauptgrund dafür ist das Übergewicht.

Lösung: Die Gewichtsabnahme ist die Kernaufgabe, weshalb es so wichtig ist, klug mit den dick machenden Kohlenhydraten umzugehen. Eine entscheidende Rolle kommt aber auch den Omega-3-Fetten zu. Denn sie halten die Zellwände „flexibel" und verbessern dadurch die Aufnahme des Insulins. Fische, vor allem fette aus dem Meer, aber auch das Wild aus unseren Wäldern strotzen vor diesen gesunden Fetten, die auch das Herz schützen, das bei Diabetikern oft angegriffen ist.

Fazit: Gemüse! Gemüse! Gemüse! Salat! Salat! Salat! Damit deckt den Tisch, wer dem Diabetes dauerhaft ein Schnippchen schlagen will. Das mag nun dick aufgetragen wirken, das mag viele enttäuschen, was ich auch in meinen Vorträgen oft erlebe. Da erwarten die Leute immer wieder das ultimative Wundermittel von mir („Was ist mit Zimt?").

Aber es ist **einfach so einfach**: Salat und Gemüse. Dazu Kräuter, vor allem wilde, frisches Obst, frische Beeren. Dann Vollkorn-Produkte, Nüsse, Fisch und Wild – und alles weglassen, was schnelle Zucker enthält, vor allem Süßbrausen. Wer sich so ernährt, ist auf der sicheren Seite – und kann sich dann auch „kleine Sünden" erlauben.

Wo finden Sie diese **Diabetes-Diener**? In der Heimat, in der Jahreszeit.

Heimat: Die Natur ruft!
„Wo die Krankheit ist, wächst das Heilende auch", postulierte im Mittelalter der Arzt Paracelsus, Vordenker der modernen Pharmazie. Eine kühne Behauptung, aber eine richtige. Wer etwa in der Natur am feuchten Wasser wohnt, bekommt oft entsprechende Krankheiten, etwa entzündliches Rheuma. Am Wasser wächst aber auch die Weidenrinde, die in ihrer Rinde die Salicylsäure birgt, ein pflanzliches Aspirin, das gegen Entzündungen wirkt.

Nun haben wir ja leider weitgehend den Naturkontakt verloren, was ein Verlust ist. Wer sich einmal mit „Berglern" in der Schweiz, in Österreich, im Allgäu unterhält, wundert sich, wie vital diese Alpenbauern auch im hohen Alter

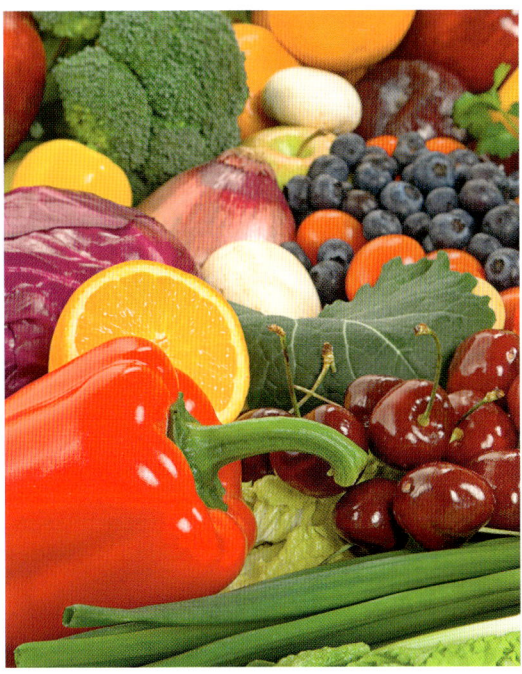
Obst und Gemüse: Besser als alles Süße

noch sind – obwohl sie im Wesentlichen nur das gegessen haben, was sie der kargen Natur abgetrotzt hatten. Was sie meist nicht kennen: Krankheiten – und schon gar keinen Diabetes.

Wem das zu abgehoben ist, hier Handfestes für Heimat: Produkte aus der Umgebung sind frisch, haben keine hohen Transportkosten, verpesten damit auch die Umwelt nicht – sind damit preiswert. Wichtig ist es, bewusst bei den Erzeugern selbst, etwa auf Märkten, einzukaufen, denn nur so sichern wir die bäuerliche Vielfalt, die zu unserer Kultur gehört.

Eindrücklich beschreibt das der Ravensburger Autor Wolfgang Frommelt so: „Bauern-Sterben, Höfe-Sterben, Zerschlagung von genetischer Vielfalt – **es stirbt mit der Heimat** die alte Form der Gemeinschaft. Es bleiben: Jeder gegen jeden. Überlebenskampf. Heimat als Vielfalt, als tradiertes Wissen, das getauscht und vererbt wird? Historie."

Was das mit Diabetes zu tun hat? Ganz viel. Wenn nur noch Konzerne unsere Nahrung liefern, wird die immer so sein, dass wir uns nicht wirklich gesund davon ernähren können. Wofür dann andere Konzerne die „Helfer" in Pillenform liefern.

Jahreszeit: Beschwingt essen

Im Rhythmus der Jahreszeiten schwingt unser Stoffwechsel. Im Rhythmus der Jahreszeiten schwingt die Wirkung der Pflanzen – und auf eine wunderbare Weise ergänzen sich diese beiden Schwingungen. So braucht unser Organismus im Frühjahr vitalisierende Stoffe – und, oh Wunder, die Natur liefert sie als Bärenkräfte verleihender Waldknoblauch Bärlauch, als Winterschlacken austreibender Sauerampfer.

So will unser Stoffwechsel im Winter eher zur Ruhe kommen – und deshalb gibt es Gemüse, die uns runterfahren (wenn wir es denn zulassen), wie die ganze Palette der Kohlsorten.

Wer sich also im Takt der Jahreszeiten aus der Natur ernährt, der braucht sich nicht mehr zu zermartern mit „Was esse ich heute?" Ich habe das ausprobiert – und bei dem demeter-Anbieter „Bollheim" in Köln jahrelang auf dem Markt immer nur das gekauft, was es vom Hof gab. Es hat mir nichts gefehlt, es war preiswert, es hat prima geschmeckt.

Übrigens: Ich habe seit Jahren keine Banane mehr gegessen. Früher habe ich die Gelbgebogene gerne verschlungen – nämlich beim Marathonlauf ab Kilometer 33, wenn der „Mann mit dem Hammer" kommt.

Von Algen bis Wildfleisch

30 Produkte, die Lust aufs Zuckerzähmen machen

Es gibt nicht DAS Produkt, was DER Zuckerzähmer ist. Dafür ist unser Stoffwechsel Gott sei Dank zu komplex. Aber es gibt einige Lebens-Mittel, die beim Typ-2-Diabetes besonders nützlich sind. In den Büchern „Schlemmen wie ein Diabetiker" und „Schönkost" habe ich sie ausführlich beschrieben. Hier ein fokussierendes Konzentrat:

Artischocke
Leber-Heilerin

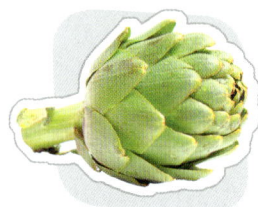

Gesundheit schlemmen – das geht großartig mit der Artischocke, deren Blättchen ich mit Hochgenuss verzehre. Seine medizinische Wirkung verdankt das bittere Distelgewächs dem Cynarin, das den Galleabfluss aus der Leber anregt – und das Cynarin wirkt Cholesterin senkend, was gerade Diabetiker zu schätzen wissen. Genauso wie die vielen so dringend benötigten B-Vitamine und das antioxidative Vitamin C.

Wer dazu eine Vinaigrette aus Essig anrührt, hat gleich auch noch einen die Kohlenhydrate hemmenden Resorptionsverzögerer auf dem Tisch. Ganz Kecke konsumieren die Bitterstoffe mit dem Blutzucker senkenden Alkohol als „Cynar".

Brokkoli
Pflanzen-Apotheke

Mit gleich zwei wichtigen Diabetes-Mineralien dient der „Spargelkohl": Magnesium, das das

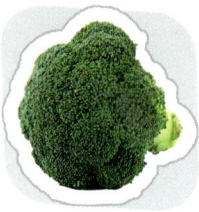

Insulin besser wirken lässt. Und mit Kalium, was den Blutdruck senkt. Spezielle Enzyme helfen beim Schlankwerden, und viele Experten attestieren dem wohlschmeckenden Gemüse sogar vorbeugende Wirkungen vor Krebs.

Ein **„Sensibelchen"** ist das Blumenkohlgewächs, dessen Vitalstoffe keine hohen Temperaturen mögen. Also leicht dünsten und mit gerösteten Sesamkörnern und gehobeltem alten Ziegenkäse verfeinern.

Bohnen
Das Diabetes-Gemüse

Mein Lieblingsgemüse, das ich schon als Kind selbst angebaut habe – und das ich schon immer mit größtem Genuss gegessen habe. Vielleicht war das ein früher, unbewusster Hinweis meines Körpers auf die Blutzucker balancierenden Eigenschaften der Hülsenfrucht.

Denn den leicht Blutzucker senkenden Stoff Glukokinin enthalten die Bohnen. Außerdem wohl Stoffe, welche die Enzyme hemmen, die Kohlenhydrate zu schnell aufzuspalten. Bohnen liefern auch ein besonders leicht verdauliches Eiweiß, dazu Vitamin A fürs Sehen und Folsäure, die das herzschädigende Homocystein abbaut.

Endivie
Januar-Bitter

Doppelt so viele Vitamine wie der Kopfsalat hat die Endivie. Das ist besonders in der kalten Jahreszeit wichtig, wo die „im Januar wachsende" Pflanze (so die Übersetzung aus dem Arabischen) ihre Hochsaison hat. Vor allem das Diabetiker-Vitamin C enthalten die festen Blätter mit ihren leichten Bitterstoffen, welche die Insulinproduktion begünstigen. Auch nützlich: Das Knochenmineral Kalzium. Ähnlich wirkt der ebenfalls leicht bittere **Chicorée**, der auch noch ein veritabler Cholesterinsenker ist.

Erbsen
Protein-Power

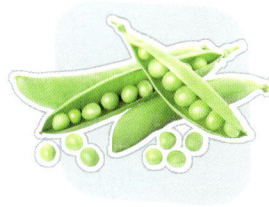

Eines der wertvollsten Gemüse überhaupt. Denn die runden Dinger strotzen vor Eiweißen – und das ohne die säureaufbauenden Purine wie im tierischen Protein. Dazu Diabetes-freundliche E-Vitamine und das Supermineral Zink.

Inzwischen interessiert sich die Wissenschaft für die Erbsen – und untersucht den Einfluss der Proteine und Polyphenole (sekundäre Pflanzenstoffe) auf den Blutzuckerspiegel, mögliche entzündungshemmende Eigenschaften. Bevor es die Leguminosen möglicherweise nur noch auf Rezept gibt, also schnell genießen.

Frisch gibt es die „Power-Pillen" leider selten, aber Tiefkühlware ist fast genauso gut. Aber: Nur leicht dünsten, sonst „verduftet" die Vitalkraft.

Fenchel
Magen-Wärmer

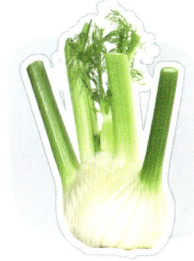

Im Doppelpack wirkt der Fenchel, als feines Gemüse wie als Samen. Beide Male wirkt er ähnlich: Er hilft bei der Verdauung, er wärmt den Magen, löst Krämpfe, und er wirkt schleimlösend bei Erkältungen.

Auch ist die Knolle sehr faserreich, also voller Ballaststoffe. Die binden Fette und Cholesterin, senken so die Blutfette und unterstützen die schlanke Linie. Ich dünste den klein geschnittenen Fenchel mit dem zerstoßenen Samen in Olivenöl sanft, lösche mit Gemüsebrühe ab, köchle ein paar Minuten – und würze mit dem klein geschnittenen Fenchelkraut.

Grünkohl
Friesenpalme

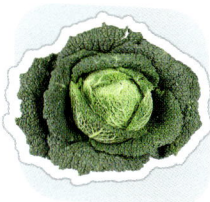

Alle Kohlsorten sind wahre Apotheken. Aber die stärkste Apotheke ist der Grünkohl. Er ist am engsten mit dem Wildkohl verwandt, dessen Heilwirkung von den alten Griechen auf das Höchste geschätzt wurde.

Vor allem antioxidatives Vitamin C steckt in der „Friesenpalme". Berühmt ist der Grünkohl auch für seinen sehr hohen Gehalt an Beta-Carotin, aus dem der Körper das Sehvitamin A synthetisiert. Dieses auch Retinol genannte Vitamin ist unerlässlich für die Hormonproduktion, etwa von Insulin. Aber auch die antibakteriellen Glukosinolate, die zellaktivierende Folsäure und der Knochenbaustoff Kalzium schlummern in den gerippten Blättern.

So schmeckt er: Die festen Teile wie Zwiebeln kleinschneiden und in Olivenöl andünsten, dann die kleingeschnittenen Blätter zugeben, mit Gemüsebrühe ablöschen und mit reichlich Muskat würzen.

Leider zerkochen die Friesen ihre „Palme" (die wegen des Wuchses so bezeichnet wird) zu einer Pampe und hämmern dann noch eine Wurst rein, die so schmeckt wie sie heißt: Pinkel.

Kresse
Chrom-stark

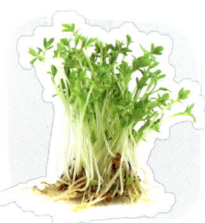

Ein Schlüsselmineral bei Diabetes ist Chrom: Es lässt das Insulin seine Wirkung entfalten, und es sorgt für seine Produktion. Ein besonders starker Chrom-Lieferant ist Kresse.

Vielfältig und leicht verwendbar sind die kleinen Blättchen, machen im Salat eine gute Figur, veredeln mit ihren leicht scharfen Senfölen aber auch den Quark.

Linsen
Wechselbalg

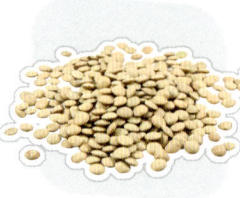

Alle Gemüse sind gesund? Im Prinzip ja. Aber die meisten Lebens-Mittel haben mehrere Facetten. So sind die Linsen mit ihrem hohen Anteil an Proteinen zwar fast so wertvoll wie ein kleines Steak. Auch sind die Eiweiße besonders bioverfügbar, so dass der Körper sie optimal verwerten kann.

Aber die Eiweiße sorgen auch für einen hohen Purinspiegel, der die lästige Harnsäure erhöhen kann. Aber nun noch drei gute Nachrichten: Die Kohlenhydrate in den Körnern schießen nicht so schnell ins Blut, außerdem lockt das Supermineral Zink – und reichlich Eisen hilft, munter machenden Sauerstoff ins Blut zu transportieren.

Was folgt daraus? Linsen sind gut, aber nichts für jeden Tag – ganz im Gegensatz etwa zum Fenchel, der täglich zu genießen ist.

Maronen
Basisch-Basis

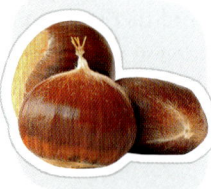

Ein unterschätztes Lebens-Mittel: Denn die Nussfrucht ist basisch, hilft also, die Säurefluten zu bändigen. Außerdem prunkt der Samen der Edelkastanie mit glutenfreien Proteinen, die viele essentielle Aminosäuren enthalten, also Eiweißbausteine, die der Körper nicht selbst herstellen kann. Erfreulich für Diabetiker: Das herzschützende Kalium ist reichlich vertreten.

Aber Vorsicht: In den Maronen schlummern auch viele Kohlenhydrate, so dass rund zehn Früchte eine komplette Mahlzeit sind.

Walnuss
Gehirnnahrung

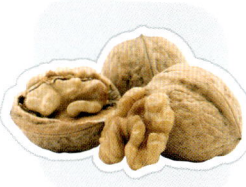

Brainpower pur sind die Walnüsse nach der Signaturenlehre, die vom Aussehen auf die medizinischen Wirkungen schließt. Die uralte Weisheit stimmt, denn in der wie ein Gehirn aussehenden Nuss befindet sich eine das Gehirn stärkende Vitalmischung ohnegleichen: Kalium, Magnesium, Vitamin E, Folsäure – und herzschützende Omega-3-Fette.

US-Forscher vermuten sogar, dass die Walnuss helfen kann, die Insulinresistenz zu durchbrechen. Für mich ist die Walnuss eines meiner wichtigsten Lebens-Mittel.

Möhren
Licht-Quelle

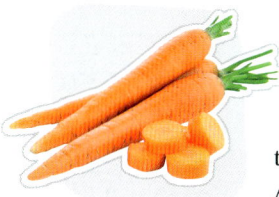

Die Superstars der Sehkraft sind die Möhren. Sie schlagen mit ihrem Gehalt an Beta-Carotin, woraus das Sehvitamin A aufgebaut wird, die meisten anderen Pflanzen.

Spannend ist auch das Möhrenkraut, weil es Porphyrine enthält, die unerlässlich für den Aufbau des lebenswichtigen roten Blutfarbstoffs Hämoglobin sind.

Schopftintling
Vitaminmischung

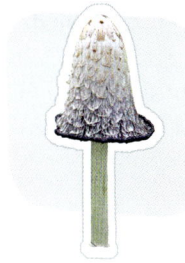

Rätselhafte Mischwesen sind die Pilze, die weder Tier noch Pflanze sind. Das Wissen um ihr gewaltiges Heilpotential, das noch in den Klöstern lebendig war, ist mit der scheinbar so fortschrittlichen Industriealisierung verloren gegangen.

Geblieben ist das Wissen um den geheimnisvollen Schopftintling, der jung gegessen, ausgezeichnet schmeckt – und der mit dem bei Pilzen seltenen Vitamin C prunkt. Auch steckt er voller B-Vitamine. Es ist wohl diese potente Vitaminmischung, die für die Blutzucker senkende Wirkung des Pilzes verantwortlich ist, der seinen Namen zu Recht trägt: Wird er älter, zerfließt er wie Tinte und wird ungenießbar.

Sellerie
B-Bombe

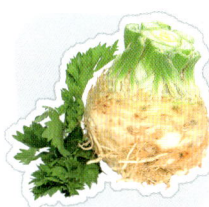

Praktisch das komplette Paket der für Diabetiker wichtigen B-Vitamine schlummert in der Knolle. Das hilft, die Kohlenhydrate optimal aufzunehmen und zu verwerten.

Als **Liebesstoff** schätzten die Römer die dicke Knolle. Da ist etwas dran, denn er beruhigt die Nerven – und entspannte Lover sind meist die besseren. Außerdem hilft der Sellerie beim Aufbau des Sexualhormons Androstenon, ein sexueller Lockstoff, der Frauen anzieht.

Besonders viel Wirkstoffe sind in den Blättern enthalten, die bei uns oft abgeschnitten sind. Wahrscheinlich bereiten die Gärtner damit ihre Liebesmahle – werden vom Gärtner zum Bock.

Spinat
Frühlings-fit

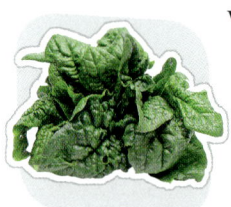

Vitalisierend sind die grünen Blätter im Frühling, denn sie enthalten Carotinoide, die das Immunsystem stärken. Gleich drei Stoffe helfen bei der Blutzuckerregulierung: Das B-Vitamin Biotin, die Minerale Magnesium und das seltene Mangan, was sich stark in der Bauchspeicheldrüse konzentriert. Besonders wohlschmeckend und gesund: Spinat mit dem Blutdrucksenker Knoblauch kombinieren.

Ein gutes Beispiel für **aus der Jahreszeit** genießen ist der Spinat. Wer ihn das ganze Jahr über verzehrt, muss wegen der Oxalsäure mit Nierensteinen rechnen.

Topinambur
Insulin-Schoner

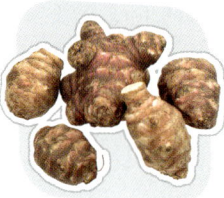

Dass die „Knollige Sonnenblume" in der ersten Reihe der Diabetiker-Gemüse steht, verdankt sie dem Ballaststoff Inulin. Dieses mehrkettige Kohlenhydrat wird erst im Dickdarm verstoffwechselt, geht langsam ins Blut – und schont so das Dickmach-Hormon Insulin.

Wildkräuter
Forschungslücke

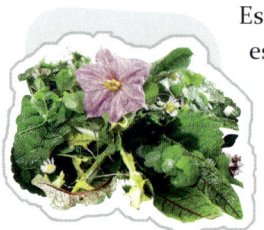

Es ist ein Jammer: Über 1500 essbare Wildkräuter kennt der Freisinger Wissenschaftler Guido Fleischhauer – und hat sie in einem Buch versammelt. Und was machen wir? Kaum ein Bruchteil davon wird genutzt, schon wenn ich die Superheilerin Brennnessel lobe, ernte ich ungläubiges Kopfschütteln.

Dabei strotzen diese Kräuter wie etwa der Wiesen-Bärenklau vor Vitamin C, vor sekundären Pflanzenstoffen mit höchst primären Wirkungen. Mein Vorschlag: Statt weiter viel Geld für die „Forschung" der längst bekannten Diabetes-Ursachen auszugeben, lieber in die Erforschung der Kräuter investieren. Da käme dann etwa heraus, dass der Gundermann ein großartiger Entzündungshemmer ist – und Entzündungen lassen den Diabetes entstehen.

Wildreis
Geschmacks-Träger

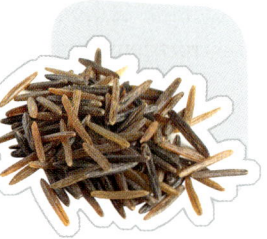

Geschälter Reis ist ein starker Diabetes-Treiber, haben jetzt die Wissenschaftler festgestellt. Etwas ganz anderes ist der aus Amerika stammende Wildreis, der in Wirklichkeit ein Rispengras ist. Er birgt viele wertvolle Eiweiße, etwa Aminosäuren, die der Körper nicht selbst aufbauen kann, also essentielle. Auch glänzt er mit dem B-Vitamin Riboflavin, das gegen die Migräne helfen soll.

Genug gelobt? Es fehlt noch den großen Geschmack in höchsten Tönen zu preisen! Wildreis ist die ideale Grundlage für darin mitgedünstetes Gemüse.

Apfel
Doktor-Verscheucher

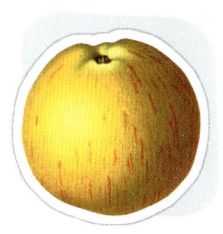

Jeden Tag auf den Diabetes-Speiseplan gehört das Rosengewächs: Eine ausgewogene Vitalmischung aus Vitaminen, Mineralien und Sekundärstoffen reinigt die Arterien, stabilisiert den Kreislauf. Der Fruktose-Zucker geht nicht so schnell ins Blut. Außerdem verzögern Faserstoffe den Blutzuckeranstieg, weshalb Äpfel auch vor dem Einschlafen gegessen werden können. Auch wirken die Apfelsäuren basisch, dämpfen also die tückische Säure.

Besonders gut sind die naturbelassenen **Streuobstäpfel**, die kaum gespritzt oder gewachst sind – und die kaum einer sammelt. Lieber lassen wir sie uns aus Neuseeland einfliegen, ein Unsinn, den leider auch Ökobetriebe mitmachen.

„**An apple a day** keeps the doctor away", das stimmt. Fortschrittliche Ärzte sollten es über ihre Praxistür hängen. Wer dann trotzdem noch kommt, ist wirklich krank und braucht Hilfe.

Johannisbeeren
Black Power

Je schwärzer, je gesünder. Auf diese schlichte Formel lassen sich die Wirkungen von Beeren, von Früchten konzentrieren. Das liegt an den Pflanzenfarbstoffen, den Flavonoiden. Wobei diese Stoffe nicht hergestellt werden, um UNS zu helfen, sondern die Pflanze will SICH helfen, sich vor allem vor Fressfeinden schützen. Denn auch in der Natur gelten die ewigen Gesetze allen Lebens: Was schön ist, ist begehrt, weshalb die Vögel so scharf auf rot glänzende Kirschen sind.

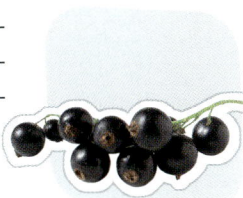

Aber es ist nicht nur der Cocktail der Polyphenole, also der Sekundären Pflanzenstoffe, welche Beeren und Obst so wertvoll machen, sondern auch viele Mineralien und Spurenelemente. Dazu die Pektine als wirksame Verdauungsförderer.

Hirse
Beauty-Case

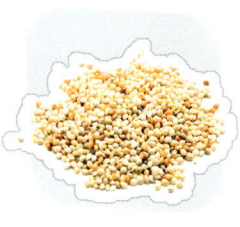

Ein wahrer Wunderstoff ist die schon vom Mathematikgenie Pythagoras geschätzte Hirse. Das Rispengras entsäuert, genauso wie das Mineral Magnesium. Eisen stärkt das Blut, Fluor sorgt für starke Knochen, Zink lässt das Insulin besser wirken. Wobei die Minerale noch stärker wirken, wenn die Körner keimen.

Voller Haut-stabilisierender Kieselsäure stecken die kleinen Körnchen, weshalb die Hirse einer der wichtigsten natürlichen Schönstoffe ist.

Essener-Brot
Keim-Kraft

Gottlob gibt es die wenig hilfreichen „Diabetiker-Lebensmittel" nicht mehr. Aber es gibt immer noch Lebens-Mittel, die bei Diabetes besonders nützlich sind, wie etwa das „Essener-Brot". Dabei werde 70 Prozent Roggensprossen mit 30 Prozent Dinkelvollkornmehl gemischt. Durch den Keimvorgang geschehen zwei Dinge: Der glykämische Index sinkt, die Kohlenhydrate gehen nicht so schnell ins Blut – und das Keimen macht viele Mineralien, wie etwa Zink, erst richtig für den Körper verfügbar.

Eines der besten „Essener-Brote" backt in München die „Mühlenbäckerei Fritz". Ihren Namen haben diese Brote von dem jüdischen Stamm der Essener, die um die Zeit Jesu so etwas wie die erste Ökobewegung des Altertums waren. Sie arbeiten bereits mit gekeimten Körnern.

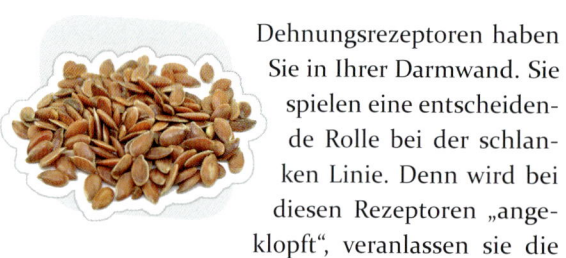

Leinsamen
Anklopfer

Dehnungsrezeptoren haben Sie in Ihrer Darmwand. Sie spielen eine entscheidende Rolle bei der schlanken Linie. Denn wird bei diesen Rezeptoren „angeklopft", veranlassen sie die Reflexbewegungen, die Sie brauchen, um die aufgenommene Nahrung auch wieder mit Anstand zu entsorgen.

Ein idealer Anklopfer ist der Leinsamen, allerdings nur in seiner über Nacht gequollenen Form. Neben Ballaststoffen bergen die Samen auch noch Zink und Vitamin E. Übrigens: Ein Teelöffel genügt.

Besonders hochwertig ist das aus dem Samen gewonnene **Leinöl** mit seinen gesunden Omega-Fetten. Ich verwende es gerne zu Kartoffeln und Quark.

Olivenöl
Fittes Fett

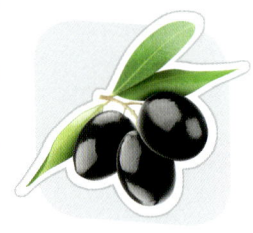

„Entwickeln Sie eine Fett-Phobie", schrieb ich in den ersten Auflagen von „Fit wie ein Diabetiker". Damals stand ich unter dem Eindruck flotter Modeärzte, die mit flapsigen Sprüchen auf sich aufmerksam machten. Heute weiß ich es besser, heute kenne ich Leute wie den Apotheker und Mediziner Dr. Siegfried Schlett. Seitdem weiß ich, wie wichtig vor allem mit zunehmendem Alter die Omega-3-Fette sind, denn sie sind wichtige Grundbausteine für Zellwände und Membrane, es lösen sich Vitamine darin, und die Energiegewinnung im Körper ginge auch nicht ohne Fette.

Viele Öle habe ich ausprobiert. Geblieben bin ich beim kaltgepressten Olivenöl. Eigentlich logisch: Seit Tausenden von Jahren nutzen es die Einwohner von Spanien, Italien und Griechenland – es bildet sogar die Grundlage der von Ärzten empfohlenen Mittelmeerküche.

Essig
Schlankero

Eines der ältesten Lebens-Mittel der Welt ist ein großer Diabetes-Helfer. Denn Essig verlangsamt den Anstieg des Blutzuckers nach dem Essen, vor allem die gefürchteten Blutzuckerspitzen werden gedämpft, es wird weniger dick machendes Insulin ausgeschüttet, weshalb Essig ein Schlankmacher ist.

Erfreulicherweise wirkt der Resorptionsverzögerer der Kohlenhydrate im Körper aber basisch, was zusammen mit einem basischen Salat zu Be-

Lebensänderung

ginn einer Mahlzeit eine gute Grundlage für die so berühmte „ausgewogene Ernährung" bildet.

Algen
Jod-Janusköpfig

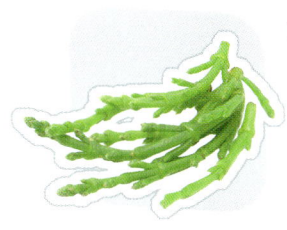

Ein faszinierendes Meeresgemüse sind Algen. In Asien sind sie Lebens-Mittel des täglichen Bedarfs, bei uns sind die leicht fischig schmeckenden „Grünlinge" eher die Ausnahme, obwohl auf Sylt eine weltweit einmalige staatliche Zuchtstation ist – und die dortigen Spitzenköche gerne Algen verwenden.

Ein wahrer Gesundbrunnen sind die Algen: Bis zu 75 Prozent bestehen sie aus hochwertigen Eiweißen, darunter alle essentiellen, also vom Menschen nicht selbst herstellbaren Aminosäuren. Dazu viele Enzyme, welche die Aminosäuren oft erst verfügbar machen. Plus viele Vitamine, vor allem die B-Vitamine, und einen reichen Schatz an Mineralien.

Heikel ist dabei nur der hohe Gehalt an Jod, dessen Mangel dick machen kann. Allerdings kann zu viel Jod auch zu einer Überfunktion der Schilddrüse führen, weshalb das grüne Gemüse nur gelegentlich auf den Tisch gehört.

Austern
Casanovas Liebling

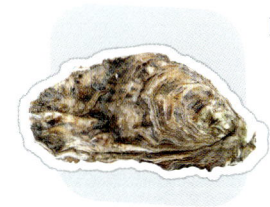

Die meisten Frauen ekeln sich vor Austern – ihren Männern sollten sie die Meeresfrucht hingegen nicht vorenthalten. Denn sie enthalten hochpotente Eiweiße, im weichen Fleisch schlummernde Mineralien wie Zink und Phosphor, die dem schlummernden Testosteron wieder Flügel verleihen können. Einer der größten Verführer, der rastlose Casanova, schlürfte jeden Tag 50 Austern.

In der Tat gilt unter Experten die Auster als einer der wenigen natürlichen Liebesstoffe, die tatsächlich „wirken", was doch für viele männliche Diabetiker mit schlaffem Liebesleben eine gute Botschaft sein muss.

Fette Fische
Meer in uns

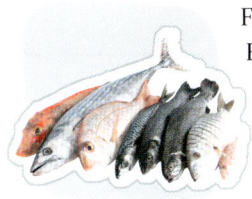

Für mich das spannendste Ergebnis der Recherchen für „Zucker zähmen": Dass unser Körper nur funktioniert, wenn wir ihm ein dem Meerwasser ähnelndes Milieu bieten. Dieses „Meer in uns" wird ganz stark auch durch Mineralien gebildet. Mineralien-stark sind aber Meeresfische, vor allem die fetten wie Makrele, Thunfisch und Lachs. So kommt zusammen, was zusammengehört, Genuss und Gesundheit.

Kalbsleber
Eisenhart

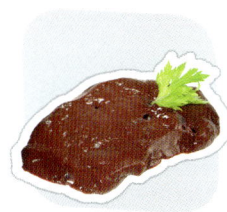

„Igitt, ein Entgiftungsorgan essen", sagte mir fassungslos eine Redakteurin, als ich ein Gericht mit Kalbsleber vorstellte. Da ist sicher etwas dran, weshalb die Leber selten auf den Speiseplan gehört – und nur bei Metzgern gekauft werden sollte, zu denen ein absolutes Vertrauen besteht.

Auf der anderen Seite ist mir aufgefallen, dass ganz viele für Diabetiker wichtige Mineralien und Vitamine eben in der Leber zu finden sind, wie etwa B3, B12, die antioxidativen Vitamine C und E sowie Kalium und Zink.

Wegen ihres hohen Eisengehalts wurde sie früher sogar bei Blutarmut verordnet. Was wirkt, wirkt neben, das gilt auch für Lebens-Mittel. Die vielen Purine verhindern den regelmäßigen Konsum. Schade, schmeckt mit Salbei doch so gut.

Geflügel
Feder-Leicht

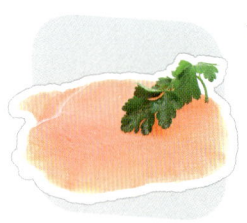

Vom häufigen Verzehr von rotem Fleisch raten Experten ab, weil es im Verdacht steht, ein Diabetes-Auslöser zu sein. Eine gute Alternative sind Hähnchen aus einer ordentlichen Aufzucht. Ihr Fleisch enthält viele leicht verdauliche Proteine, viele der Fette sind ungesättigt. Außerdem finden sich im Federvieh die Diabetes-Mineralien Kalium, Magnesium und Zink sowie wichtige B-Vitamine.

Zurückhaltung empfehle ich bei **Schweinefleisch**, weil seine Zellstrukturen den menschlichen Zellen ähneln – so dass es sich dreimal schneller in die Blutgefäße einlagert als etwa Rindfleisch.

Wer Schweinefleisch mag, sollte es selten genießen und dann das Beste, etwa von freilaufenden Schweinen. Im Gasthaus „Schweinsbräu" (Seite 55), können Sie diese Delikatesse genießen.

Wildfleisch
Fett-Verbrenner

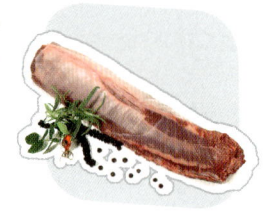

Organische Erinnerungsstücke an unsere wilden Urzeiten finden sich noch in uns: So deuten die Reste des „Pflanzendarms" Blinddarm darauf hin, dass unsere Urkost ganz stark auch aus Gräsern, Blättern, Wurzeln bestand. Auch sind wir genetisch so ausgerüstet, dass wir viel größere Mengen Taurin aufnehmen können, eine Aminosäure, die sich vor allem im Wild, in Meeresfischen findet.

Eine wunderbare Eigenschaft hat diese Aminosäure: Sie hilft bei der Fettverbrennung und hält das Cholesterin in Schach, öffnet dem Diabetes-Vitamin D und dem Sehvitamin A den Weg in den Körper. Besonders Sportler mögen Taurin, weil es die Ausdauerleistung erhöht.

Allerdings schlummert auch lästige Säure im Wildfleisch, besonders wenn es aus Treibjagden stammt, wo das Tier in Todesangst übersäuerndes Adrenalin ausstößt. Also besser Hirsche aus korrekter waidmännischer Jagd verzehren. Und: Nicht oft, dafür das Beste. Das **beste Geschäft für Wildfleisch** in Deutschland ist in der Kölner Apostelnstraße, heißt „Brock" und gehört Hans-Georg Rochow. Ein Fachgeschäft, das eine Reise wert ist!

Leider kennt auch **Red Bull** den vitalisierenden Effekt von Taurin, weshalb die Plörre aus Salzburg diese Aminosäure enthält – und ganz viel dick machender Zucker. Aber niemand tadelt die Österreicher dafür. Vielmehr darf der Milliarden verdienende Konzern sogar für Jugendliche interessante Sportarten sponsern, wie Formel 1 und Fussball.

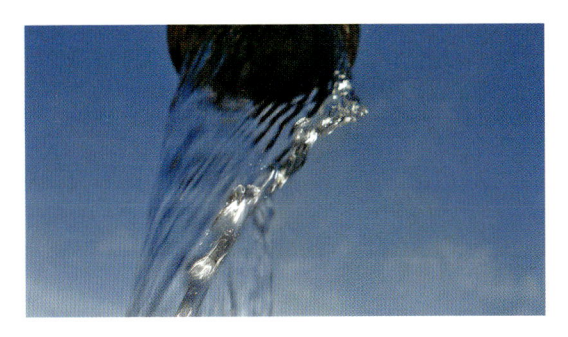

Trinken: Auch ohne Durst
Nur mit genügend Flüssigkeit gelingen die Stoffwechselvorgänge, werden toxische Abbauprodukte ausgeschwemmt. Die Naturärzte reden von „Schlacken", die Schulmedizin behauptet, die gäbe es nicht. Schon bizarr, manche Streitereien unter den Medizinen. Wichtig ist doch, dass das Zeug rausgeschwemmt wird.

Über die richtige Flüssigkeitsmenge sind sich die Experten natürlich auch uneinig. Wobei vor allem Ältere meist eindeutig zu wenig trinken, was dann manchmal als Demenz missdeutet wird. Ich empfehle mindestens zwei Liter am Tag, davon rund einen Liter als „Lichtquelle" von St. Leonhard, ein lebendiges Wasser. Auch konsumiere ich gerne Grüntee sowie Tee mit frischen Kräutern, vor allem Minze und Verveine – und ab und zu ein „Rothaus-Pils" aus meiner Heimat.

Zucker ist Diabetes!
Quälend lange dauert es manchmal, bis sich Offenkundiges durchsetzt. So schüttelten viele anerkannte Lebensmittel-„Experten" wichtigtuerisch die Köpfe, als ich vor über zehn Jahren in „Fit wie ein Diabetiker" schrieb, dass Industriezucker einer der wichtigsten Diabetes-Auslöser ist.

Von „leeren Kalorien", von „wird masslos übertrieben", wurde mir erzählt. Wobei in der Tat nicht der Zucker selbst das Hauptproblem ist, sondern seine Wirkungen: Die süßen Fluten lassen den Blutzucker nach oben schießen – die darauf erfolgende Ausschüttung des Dickmach-Hormons Insulin setzt den von mir als **„Zucker-Insulin-Schaukel"** bezeichneten Mechanismus in Gang, der zur Diabetes-Ursache Nummer 1 des Typ-2-Diabetes führt: Übergewicht. „Jetzt habe ich endlich verstanden, was Zucker mit Diabetes zu tun hat", sagte mir damals ein Diabetologe.

Auch gilt der Zucker als **Räuber der Vitamine** und Mineralien, genau jener Stoffe, die Diabetiker so dringend benötigen, die gerade bei ihnen aber besonders schnell verbraucht werden. Eine sich gegenseitig verstärkende Kettenreaktion.

Eine offensive Ächtung der Folgen des überbordenden Zuckerkonsums durch die offiziellen Diabetes-Organisationen fordere ich seit Jahren – mit wenig Erfolg. Als ich in meinem **„Diabetes-Manifest"** ganz stark auch vor dem Zucker warnte, wurde das nur zur Kenntnis genommen.

Die Medizin muss reparieren, was die Gesellschaft verbockt.

Aber gottlob setzt nun ein Umdenken ein. Große Organisationen wie DiabetesDE fordern in Petitionen offiziell dazu auf, den Verkauf zuckerhaltiger Getränke an den Schulen zu verbieten. Ein wichtiger Schritt, denn gerade die Süßbrausen mit ihren Zuckerfluten verleihen eben keine Flügel, sondern machen aus quicklebendigen jungen Leuten lahme Enten.

So kommt endlich das in Gang, was ich mir seit Jahren erhoffe: Die Debatte darüber, dass die Diabetes-Prävention weniger ein medizinisches denn ein gesellschaftspolitisches Problem ist.

„Zucker ist Diabetes!" Auch wenn es immer noch „Experten" gibt, die im Fernsehen das Gegenteil behaupten dürfen.

Fünf Therapien

Nahrung als Medizin
Natural Functional Food

Entwickelt habe ich diesen Begriff als Reaktion auf das „Functional Food" der Nahrungskonzerne. Dort wird die Nahrung künstlich „optimiert". Ich zeige aber, dass unsere Nahrung genügend gesunde Stoffe hat – vor allem wenn diese natürlichen Funktionalitäten als „Natural Functional Food" klug kombiniert werden. Wie das geht, sehen Sie hier in drei Rezepten:

Mighty Müsli: Morgen-Kraft

Mein Frühstücks-Klassiker für einen fitten Start in den Tag. Das gehört dazu:

1 TL Dinkel:	Urgetreide voller Vitamine und Eiweiße
1 TL Hafer:	Hilft dem Glückshormon Serotonin auf die Sprünge
1 TL Buchweizen:	Eiweißbombe mit allen essentiellen Aminosäuren
1 TL Leinsamen	(wer mag, auch zwei): Der beste Schlankmacher
1 EL Kürbiskerne:	Grundkraft für die Männer
Bockshornklee (1/2 TL)	Pflanzlicher Blutzucker-Balancierer (aus der Apotheke)

Alles über Nacht in stillem Mineralwasser quellen lassen. Am Morgen kommen dazu:

1 EL Erdmandelflocken:	Resorptionsverzögerer (aus dem Ökoladen/Reformhaus)
1 TL dkl. Kakao:	Stimmungshebender Insulin-Sensitizer
1 TL Hefeflocken:	Beste B-Vitamine
1 Stevia-Blatt:	Diabetes-freundliche Süße (kleinst geschnitten)
1/2 Apfel:	Vitalmischung plus Ballaststoffe (gewürfelt)
2 EL Dickmilch:	Das Beste, was Milch werden kann (oder auch Joghurt)

Alles mischen und mindestens eine Viertelstunde lang langsam kauen. Auch wenn es nach wenig aussieht, es hält einige Stunden vor! Perfekt passt dazu Grüntee. Ich ergänze gerne noch mit frisch gehacktem Salbei, Rosmarin und Thymian.

Funktioneller Faktor: Das Einweichen macht die teilweise an die Phytinsäure gebundenen Mineralien wie Zink bioverfügbarer. Insgesamt eine sich gegenseitig ergänzende Mischung aus natürlichen Diabetes-Vitalstoffen, plus Kohlenhydrate-Verzögerer wie Erdmandeln und magenfreundliche Dickmilch.

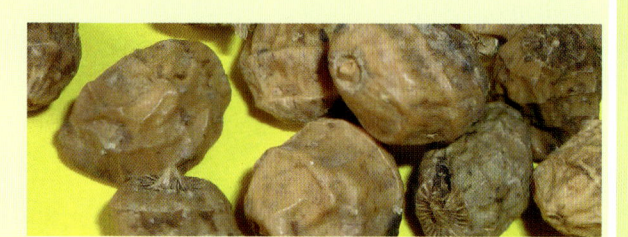

Zügeln Kohlenhydrate: Erdmandeln

Gemüsebrühe/Linsen: Säure-Stopper

Linsen sind ein extrem wertvolles Lebens-Mittel – mit einer lästigen Nebenwirkung: Viele Purine. Die lästigen Säuren versuche ich, mit einer basischen Gemüsebrühe zu zähmen.

Sommers wie winters habe ich eine Brühe aus Gemüse auf dem Herd – um darin Gemüse zu dünsten. Je nach Jahreszeit nehme ich dafür: Sellerie, Lauch, Möhren, Kartoffeln, Petersilienwurzel, Pastinake, Knoblauch, Zwiebel. Würfle alles, gebe es zuerst ohne Fett in den Kochtopf, damit es Röstaromen zieht. Dann einen kleinen Schuss Olivenöl dazu, sanft weiter dünsten. Grobes Meersalz zugeben, plus frischen Ingwer.

Wer mag, mörsert noch Koriander, Piment, Pfeffer, Kardamom, Sternanis (Vorsicht, nur einen Zacken!), Nelken – und gibt es dazu, rührt ein paar Mal um. Dann mit Wasser aufgießen – und sanft köcheln lassen. Diese Brühe schmeckt wie eine Fleischbrühe und hält einige Tage.

In dieser Brühe weiche Linsen aus Frankreich bissfest garen, mit basischem Essig ablöschen und mit Petersilie würzen.

Funktioneller Faktor: Die Linsen haben für Diabetiker angenehme Kohlenhydrate, die nicht so schnell ins Blut schießen. Dazu das Supermineral Zink – und pflanzliche Eiweiße. Deren Purine puffert die Brühe, so meine Vorstellung.

Messen kann ich es nicht, denn mit **„Natural Functional Food"** meiner Prägung lässt sich kein Geld verdienen – so dass ich kein Messlabor beauftragen kann. Wer hat den Mut und gibt mir Geld dafür?

Krabben/Algen-Salat: Protein-Potenz

Vorsicht, dieser Salat hat Suchtcharakter, das merke ich bei meinen Kochshows. Lässt sich extrem leicht zubereiten. Für zwei Personen:

200 g	Krabben
50 g	frische! Algen
1	kleiner Apfel, gewürfelt
1	Bund glatte Petersilie, klein geschnitten
1	TL Apfelbalsamico
1	TL Olivenöl
4	Kumquats, in dünne Streifen geschnitten
	Schwarzer Pfeffer, wenigst Meersalz
1 Schub	frischer Meerrettich mit der Reibe

Alles mischen und genießen. Wer mag, gibt noch klein gehackte Walnüsse dazu.

Funktioneller Faktor: Eine fettarme Mahlzeit mit einer unglaublichen Fülle an allen wichtigen Aminosäuren, vielen Diabetes-wichtigen Mineralien und Vitaminen. Die Säure des Apfels (wirkt im Körper basisch), die leichte Bitternis der Kumquats puffern die Säure der Proteine ab.

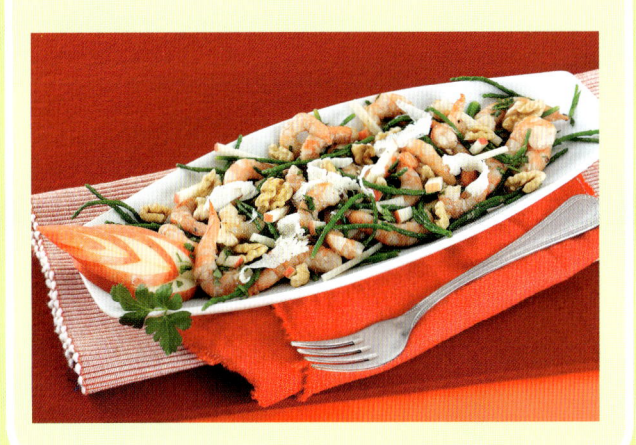

Wie kochen? Selbst. Simpel.

Je länger ich koche, desto einfacher koche ich. Meistens sind es Gemüse, sind es Salate. Maxime meines kochenden Handelns ist das Motto des Jahrhundertkochs Eckart Witzigmann: **„Das Produkt ist der Star."** Und für den großen Münchner Koch waren gerade auch die einfachen Produkte wie frische Radieschen, knackige Möhren, zarte Erbsen die Hits seiner Küche.

Da ich die Produkte praktisch ausschließlich auf Bauern-Märkten kaufe, gerate ich auch nicht in die Versuchungen, die ein großer Supermarkt bietet. Ich kaufe einfach nur das, was es in der Saison aus der Region gibt – und bereite das schlicht und schnell zu. Seitdem ich selbst koche, habe ich auch ein ganz anderes Verhältnis zum Essen, ich esse bewusster – und ich esse weniger, weil ich nur so viel zubereite, wie ich auch brauche.

Kochen mit Kneipp: Dämpfen und dünsten

Der große Naturmediziner Sebastian Kneipp kannte das ewig gültige Geheimnis der Gemüseküche: Roh oder leicht gedämpft, leicht gedünstet, lautete seine Empfehlung. Ein kluger Rat aus einer Zeit, wo Worte wie Vitamine noch niemand kannte. Aber der kluge Menschenbeobachter merkte, wie das damals übliche (und heute in vielen „gutbürgerlichen" Lokalen immer noch selbstverständliche) „Durchkochen" den Gemüsen jegliche Vitalität raubt – und seine Patienten krank machte.

Genau analysieren können wir heute, warum der Pfarrer so Recht hatte. Für mein Buch „Schönkost" sprach ich mit **Prof. Dr.-Ing. Elmar Schlich**, der an der Universität Gießen einen Lehrstuhl für Lebensmittel-Technik hat. Er erläuterte mir das Geheimnis der gesunden Küche am Beispiel Brokkoli und Kartoffeln: „Nehmen Sie einen Kochtopf mit einem einfachen Dämpfeinsatz, gießen rund einen Zentimeter Wasser an, erhitzen das Wasser und legen den Brokkoli für rund zwei bis vier Minuten in den Dampf, die Kartoffeln brauchen etwas länger, 20 bis 25 Minuten, wobei beide Male kein Salz zugegeben wird."

Was bleibt? „Von den wasserlöslichen Vitaminen, also vor allem C und die B-Gruppe, rund 80 Prozent – und die Mineralstoffe, wie etwa Eisen, Calcium, Magnesium und Selen, bleiben praktisch 100-prozentig erhalten. Und es sind ja vor allem die Mineralstoffe, die dem Gemüse den Geschmack geben – und dieser **Eigengeschmack** wird mit dem Dämpfen, aber auch dem Dünsten optimal herausgearbeitet, so dass auch kaum gesalzen werden muss." Beim Dünsten wird das Gemüse direkt in der Flüssigkeit, etwa Gemüsebrühe, sanft gegart.

Dämpfen wie Dünsten eignen sich auch sehr gut, um etwa Fische schonend zuzubereiten, denn bei Temperaturen um 80 Grad werden die empfindlichen Eiweiße am besten geschont.

Je denter, je schlanker. Wer sein Essen nicht so stark durchkocht, tut auch seiner schlanken Linie etwas Gutes. Denn je „al denter" die Speisen sind, desto niedriger ist ihr glykämischer Index.

Aber, frage ich mich manchmal: Nun koche ich das Gemüse, die Kartoffeln bewusst nicht so weich. Was passiert aber dann, wenn ich das Essen, wie empfohlen, langsam und gründlich kaue, auf dass seine Wirkstoffe optimal aufgenommen werden, die „Verdauung im Mund" beginnen kann. Steigt dann nicht doch wieder der glykämische Index, wird doch Insulin ausgeschüttet?

Was machen? Messen? Lieber runterschlingen? Vergessen? Oder einfach: Essen!

Holzbrett bis Thermomix: Die Küchenhelfer

„Das habe ich doch alles", sagen viele, wenn sie diese Aufstellung lesen. Sind Sie sicher? Denn ich werde häufig zum Kochen eingeladen – und kann nur den Kopf schütteln, dass es gerade in den scheinbar hochmodernen Küchen mit ihren tollen Herden an den schlichtesten Küchenutensilien wie etwa Messer und Schneidebrett fehlt. Übrigens: Gute Köche haben immer ihr eigenes Messerset dabei. Sie wissen warum.

Das braucht es auf jeden Fall
Holzbrett, circa 25 mal 40 Zentimeter groß; scharfes Küchenmesser, rund 10 Zentimeter lang; großes Messer zum Kräuter klein hacken, circa 20 Zentimeter lang, knapp 5 Zentimeter hoch (nicht ganz ungefährlich; im Zweifel lieber ein Wiegemesser nehmen); große! Salatschüssel; Abtropfsieb aus Metall (manche nehmen eine Salatschleuder, ich nicht).

Herd mit mindestens 3 Platten; Backofen mit Ober- und Unterhitze; Fleischthermometer (mit Erfahrung geht es auch ohne); mindestens zwei kleine Pfännchen; ein mittlerer, ein großer Kochtopf; eine Kasserole zum Braten; vielleicht ein Dämpfeinsatz für wenige Euro; vielleicht ein einfacher „Dämpfer" aus Bambus für wenige Euro; eine große Pfanne aus Metall; eine beschichtete Pfanne, um ohne Fett zu braten; feste Alufolie, um Fische zu dünsten.

Was gut wäre
Kühlschrank, der bei niedrigen Temperaturen vor allem Gemüse optimal befeuchtet – und damit länger frisch hält; plus großes Tiefkühlfach für selten frisch erhältliche Gemüse wie Erbsen; Römertopf, ein perfekter Dämpfer für Fleisch; Thermomix, ein geniales Multifunktions-Gerät zum Kochen, Backen, Zerkleinern (auch von Samen, Kräutern), Dampfgaren, Emulgieren (für Mayonnaise). Wenn sich dieses Buch gut verkauft, kaufe ich mir einen.

Was es kaum braucht
Schälmesser (siehe unten); Mikrowelle, außer vielleicht für große Familien, erzeugt auch Elektrosmog; Fritteuse, Pommes sind eh nicht so sinnvoll, wirklich gute kriegen Profis besser hin; Tiefkühltruhe, außer der Jäger liefert ein halbes, frisch geschossenes Reh, außer es kommen häufiger Gäste, die gerade dann kaltes Bier brauchen, wenn das Fußballspiel in die Verlängerung geht.

Wer schält, schämt sich
Köche werden offensichtlich mit einem Schälmesser in der Hand geboren – und in der späteren Kochausbildung scheint das Schälen das Wichtigste zu sein. Entsetzt werde ich immer angeschaut, wenn ich nach dem Grund des Schälens frage: „Haben wir so gelernt." Was die Köche leider nicht lernen: Wie Nahrung zu Medizin wird.

Was die „Profis" da täglich dem TV-Volk vorschälen, wird daheim brav nachgeschält, so wird unwissentlich die Nahrung denaturiert. Denn in den Schalen, unter den Schalen des Gemüses, des Obstes sitzen die Geschmacks- und Vitalstoffe; sitzen die Vitamine, die Mineralien, die Sekundären Pflanzenstoffe, weshalb es höchst sinnvoll ist, etwa das magnesiumreiche Kochwasser der Kartoffeln nicht wegzuschütten.

Allerdings: In den **Schalen sitzen auch die Schadstoffe**, wenn etwa ein Landwirt zu heftig zur chemischen Keule gegriffen hat – weshalb ich prinzipiell empfehle, ökologische Ware zu verwenden, wo das vom Prinzip her ausgeschlossen ist.

Also, **wer schält, schämt sich,** dass er nicht zu Bio-Produkten gegriffen hat. Das klingt Ihnen zu ideologisch? Das ist Ihnen zu teuer? Dann zitiere ich noch einmal den von mir so geschätzten Sebastian Kneipp: „Wer nicht jeden Tag etwas für seine Gesundheit aufbringt, muss eines Tages sehr viel Zeit für seine Krankheit opfern."

Fünf Therapien

Wie essen?

1 ₂ 3 ₄ 5

Natürlich hätte ich statt obiger Formel auch schreiben können: „5-mal täglich." Aber ehrlich, hätten Sie es dann gelesen? So interpretieren Sie meine Essensempfehlung: Die 1 ist das Frühstück „Mighty Müsli", die wichtigste Mahlzeit des Tages. Die 2 ist ein kleiner Zwischenhappen, etwa ein Apfel, eine Karotte, ein Vollkornbrot mit Radieschen. Die 3 ist das Mittagessen, das als einzige Mahlzeit des Tages ruhig üppiger ausfallen kann, der Körper kann´s ja „verschaffen". Die 4 ist wieder ein Zwischenhappen, und die 5 das Abendbrot, bewusst nicht Abendessen.

Zwei Prinzipien stehen hinter meiner Formel: Je später der Tag, desto kleiner die Portionen. Dieses degressive Essen macht ernährungsphysiologisch Sinn, denn abends kann der Körper die Nahrung gar nicht mehr verarbeiten. Außerdem schläft besser, wer abends wenig isst.

Hinter dem **„5-mal"** steckt aber auch die Idee, den Blutzucker über den Tag konstant im Bereich der „Glukosetoleranz", also zwischen 80 und 120 mg/dl zu halten. So erreiche ich, dass das dick machende Insulin nicht im Übermaß beansprucht wird. Was etwa passierte, würde ich den Blutzuckerspiegel richtig runterplumpsen lassen.

Nun weiß ich natürlich, dass es auch andere Empfehlungen gibt. Nur, ich bin gut gefahren mit meinem „Taktgeber Insulin" für 5-mal täglich. Ich wiege seit über zehn Jahren immer meine 68 Kilo – und auch meine Leser signalisieren mir breite Zustimmung, dass sie mit meiner Essensformel gut zurechtkommen.

„**Sie haben die Glücksformel**", beglückte mich in ihrer typisch temperamentvollen Art die Hamburger Oekotrophologin Dr. Ulrike von Herz, als ich ihr meinen Ansatz zeigte. Offensichtlich scheint die schickliche Schonung des Hormons Insulin auch das Glückshormon Serotonin glücklich zu stimmen.

Das Rezept für „Mighty Müsli" finden Sie auf Seite 42. Und wenn Sie zu einem Fest eingeladen sind, und es gibt ein üppiges Abendessen? Dann prüfen Sie, ob gute Produkte gut gekocht wurden. Wenn ja, dann genießen Sie in vollen Zügen. Denn wenn Sie den Körper mit meiner Methode Grund-getaktet haben, verzeiht er nicht nur kleine Sünden – er freut sich mit Ihnen darüber!

Kleine Löffel, kleine Teller: Kleines Gewicht
Mit Schmunzeln quittieren die Leute in meinen Vorträgen gerne solche praktischen Ratschläge. Doch der Kampf gegen das Übergewicht wird an vielen Fronten geführt – und kann nur an vielen

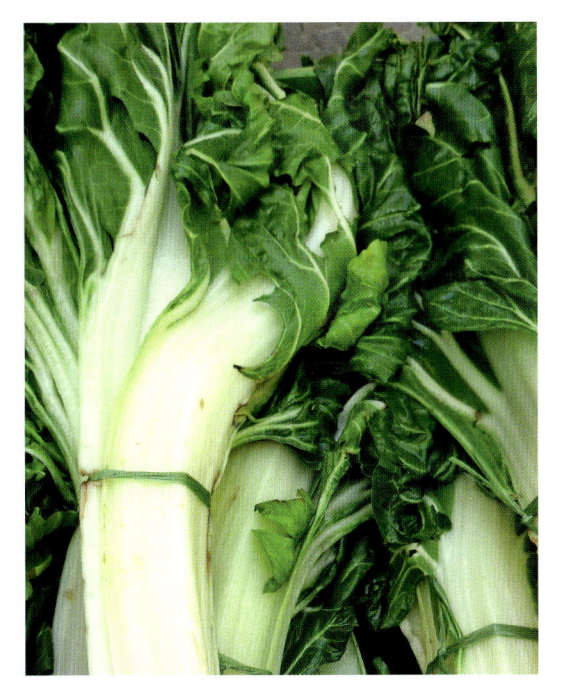

You all can eat! Mangold

Gut, inzwischen lädt mich freien Autor praktisch niemand mehr ein – so geht die Versuchung an mir vorüber. Wenn aber doch noch ein gutes Hotel bezahlt wird, wenn es ein üppiges Büffet gibt, dann ertappe auch ich mich dabei, doch den großen Teller zu nehmen, doch zu viel aufzuladen. Einmal habe ich ganz bewusst ganz viel Gesundes an so einem Büffet gegessen: Müsli, frisch gepresste Säfte, Vollkornbrot, selbst gemachter Obstsalat – und hinterher den Blutzucker gemessen: Über 200. Zu viel Gesundheit kann auch krank machen.

Nur frage ich: Wenn ich mich mit meinem Wissen schon schwertue am üppig gedeckten Tisch? Wie sollen es dann die armen Kids packen, die bei den Burger-Bruzzlern dauernd Gratis-Gutscheine für noch mehr Essen bekommen, wenn sie besonders viel essen? **„All you can eat" gehört nicht verboten, aber verpönt.**

Fronten gewonnen werden, weshalb meine Methode auch viel mehr ist als eine Diät, nämlich ein ganzheitlicher Ansatz.

Es ist wissenschaftlich erwiesen, dass kleine Löffel, dass kleine Teller dazu führen, dass weniger gegessen wird. Vor allem die Tellergröße ist entscheidend, denn gerne wird der Teller vollgeschaufelt – und dann natürlich auch leer gegessen. Also nehmen Sie am Frühstücksbüffet den kleineren Teller – und Sie werden merken, es reicht. Oder es würde reichen, wenn Sie stark genug sind, der Verführung zu trotzen.

All you can eat? Too much!

Meine „Zucker-Karriere" verdanke ich wohl auch zwei Berufen, die ich rund 20 Jahre ausübte: Journalist und Marketing-Mann bei ProSieben. Ununterbrochen gab es Büffets, gab es Empfänge – und immer ging es nach dem Prinzip „All you can eat." Und immer war es „Too much."

Bevor mir jemand empört schreibt, warum ich die guten Hotels nicht mehr selbst bezahle: Weil ich als Diabetes-Autor zwar viele Anfragen für kostenlose Vorträge bekomme – aber leider keinen „Ehrensold".

KauenKauenKaauuueen!

„Jedes Pfund geht durch den Mund", sagt der Volksmund – und je besser die Nahrung gekaut wird, desto weniger Pfunde lagern sich als „Hüftgold" ab. Denn nur durch das lange und intensive Kauen nehmen die Geschmacksknospen im Mund das Aroma der Speisen richtig wahr. So wird bewusster gegessen – und es wird weniger gegessen, weil schneller ein Sättigungsreflex einsetzt. Beobachten Sie einmal beleibte Menschen: Sie sind meistens Schlinger.

Aber das Kauen vergrößert auch die Oberfläche der Speisen, so dass die Verdauungssäfte die Nahrung besser verarbeiten können – und das fängt schon im Mund an. Wer zu große Brocken runterwürgt, überfordert seinen Verdauungsapparat hoffnungslos – und nutzt die Kräfte der Nahrung nicht optimal aus. Auch vermindert im Mund „vorverdaute" Nahrung die Gefahr von tückischen Gärungs- und Fäulnisgiften.

Faszination Salat-Phänomen

Ein guter Trick, um den gerade geschilderten Sättigungsreflex auszulösen, ist Salat zu Beginn einer Mahlzeit. Weshalb in keinem meiner Menüs, in keiner meiner Kochshows das „Grünzeugs" fehlt.

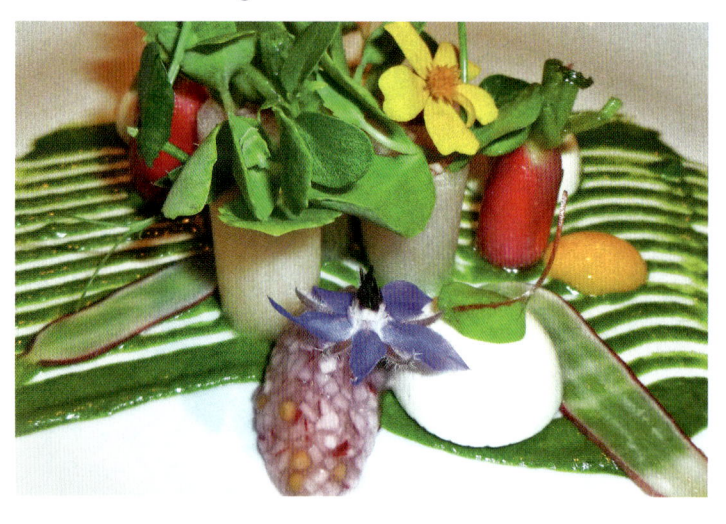

Genießen Gott sei Dank auch Gourmets: Salat-Raffinessen

Salat hat zwei Funktionen: Nämlich die psychologische, es ist schon einmal eine „Menge" Nahrung verzehrt, die aber kaum Kalorien hat, der Gier-Hunger ist weg. Zum anderen dauert es rund 20 Minuten, bis nach dem Nahrungsbeginn vom Verdauungsapparat ein Sättigungssignal an das Hirn geschickt wird „Essen trifft ein, Appetit zügeln." Wer langsam seinen Salat kaut, kann sich schon einmal an diese 20-Minuten-Grenze heranessen.

Zwei schlaue Gründe also, warum **Salat so schlank** macht. Manches im Körper geschieht eben auf indirektem Weg.

Wobei ich empfehle, **nach 18 Uhr kaum Salat**, kaum mehr Rohkost zu essen. Der Körper ist dann nicht mehr darauf eingestellt, anstatt korrekt verdaut zu werden, vergärt das Rohe. Es bilden sich giftige Alkohole, der Körper übersäuert.

Woher ich das alles weiß? Das habe ich von dem klugen Dr. med. **Harald Stossier, einer der führenden „Mayr-Ärzte"**. Es entspricht auch meinen Erfahrungen – aber Sie können sicher sein, dass Sie ganz viele Menschen finden, die genau das Gegenteil behaupten. Schauen Sie aber einmal, ob die auch so fit aussehen, wie der erfahrene Doktor vom Wörther-See.

Schön schlank: Sieben Handreichungen

Für viele Diabetiker ist es ein ewiger Kampf, der ihnen das Leben vermiest: Der Kampf um die schlanke Linie. Es gibt dafür kein Patentrezept, aber hier einige Hinweise, wie die Sache leichter wird.

Schnell ist sinnlos

Schlank werden, und vor allem schlank bleiben, geht nur als Lebenseinstellung, am besten als Lebensänderung. Sie sollten sich mindestens ein Jahr Zeit geben – und in dieser Zeit müssen Sie ein anderes Verhältnis zum Essen entwickeln. Das muss Ihnen Lust bereiten, Sie nicht kasteien.

Setzen Sie dem Körper Signale

Der Körper hört auf Sie. Wenn Sie ihn jeden Morgen mit einem Fitness-Frühstück begrüßen, reagiert er langfristig darauf – etwa mit einer perfekten Verdauung (ich habe die seit über zehn Jahren). Wenn er monatelang keinen Schweinsbraten kriegt, fängt er einfach an, das Cholesterin zu senken. Wenn Sie sich jeden Tag bewegen, im Studio dazu noch regelmäßig Kraft aufbauen, wirft er die eigenen Kraftwerke an, verbrennt dauerhaft Glukose und Fett – das mit Abstand effektivste Schlank-Programm.

Vergessen Sie Diäten
Jeder, vor allem jede, kennt den Jo-Jo-Effekt – und trotzdem wird mit fataler Regelmäßigkeit dem Körper immer wieder dieses falsche Signal gegeben. Und er reagiert darauf, wie er reagieren muss: Er startet das Notfallprogramm für Kriegszeiten, ändert komplett den Stoffwechsel, kommt jetzt sehr gut mit viel weniger Nahrung aus.

Nur, kaum kommt wieder der gewohnte Zustrom, denkt der Körper: „Oh wie schön, wir haben den Krieg gewonnen. Glück gehabt, nun aber alles säuberlich einlagern, was an Nahrung einströmt. Wer weiß, wann der nächste Feldzug droht." So sagt Ihnen Ihr Körper das aber nicht? Mag sein, aber er handelt so.

Wagen Sie die Waage-losigkeit
Nichts ist deprimierender als täglich auf die Waage zu steigen – und kein Gramm weniger zu sehen. Oder wenn, dann ist es falscher Zauber, oft ist es ausgeschwemmtes Wasser, das Sie eh ersetzen müssen. Ganz brauchen Sie auf das Wiegestück natürlich nicht zu verzichten. Stellen Sie sich einmal im Monat drauf – vielleicht ist ja gleich ein ganzes Kilo weggepurzelt.

Messen Sie die Kohlenhydrate weg
Natürlich kennen Sie den glykämischen Index, wissen, dass Baguette schlecht und Buttermilch gut ist. Aber ist das wirklich so? Es kann ja sein, dass Ihr Körper ganz anders reagiert, als es die gedruckten Tabellen angeben.

Prüfen Sie es mit dem Blutzuckermessgerät. Da sehen Sie, wie drei durchgekochte Karotten den Zucker nach oben schießen lassen, trotz an sich niedrigem Glyx. Spielen Sie einfach mit den Kohlenhydraten, nach vier Wochen wissen Sie, wie Ihr Körper tickt. Übrigens: Es geht nicht um die absoluten Werte, sondern um die Veränderungen. Also tut es ein Gerät mit preiswerten Teststreifen.

Balancieren Sie den Ballast
Magen und Darm haben gerne was zu schaffen. Also geben Sie ihnen über den Tag verteilt was zu tun, balancieren Sie über den Tag verteilt die berühmten Ballaststoffe, deren Fehlen ja ein Diabetes-Auslöser ist. Also Vollkornbrot, Salat, Gemüse – und vor allem eingeweichten Leinsamen. Das Ganze noch mit Bewegung angereichert. Sie werden sich wundern, wie ihre Peristaltik auf einmal in Schwung kommt, wie geordnet Ihre Verdauung plötzlich wird.

Schmeicheln Sie der Seele
Die Seele sucht immer nach der Bestätigung ihrer Wahrnehmung. Wenn dieses ephemere Gebilde das Gefühl hat, dem Menschen geht es gut, weil er mit einem Lächeln joggt, dann sorgt die Seele auch dafür, dass der Körper auf die Wünsche des Menschen eingeht. Also schmeicheln Sie ihrem innersten Wesen, machen Sie den Körper zur Kathedrale Ihrer Seele.

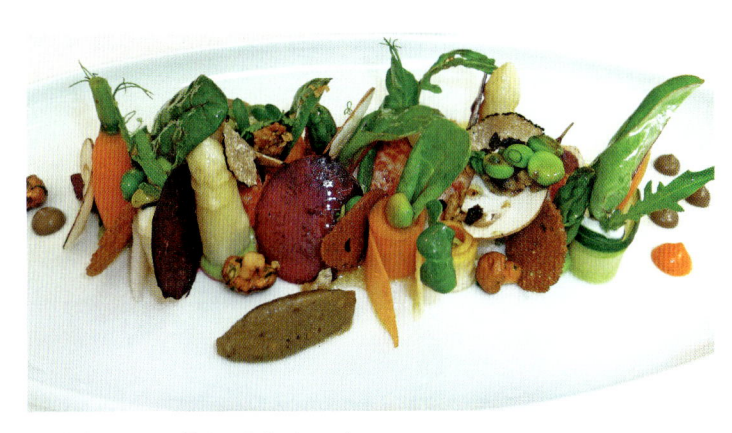

Orgie in Grün-Weiß-Rot: Salat-Inszenierung

Fünf Therapien

Gesund durch Genuss
Schlemmen wie ein Diabetiker

Die Diagnose Diabetes muss nicht die Therapie Askese bedeuten. Im Gegenteil: Echter Wein, echte Gasthäuser und echte Kochkunst krönen jede Zucker-Kur

Aufgewachsen bin ich mit Echtem: Daheim hatten wir einen Garten mit Bohnen, mit Tomaten, mit Salat, mit frischen Kräutern. Daraus hat die Mutter gekocht. Mit dem Opa habe ich Pilze gesucht, für die Oma „Frauenmäntele" gesammelt. Mein Vater ging mit uns in Gasthäuser mit eigener Metzgerei, mit eigenem Gemüse.

Aufgewachsen bin ich aber auch mit zu süß. Mit zu viel Schokolade, zu viel „Zuckerbrödle", wie das Süße vielsagend hieß. Groß geworden entdeckte ich dann die guten Restaurants, die herrlichen Desserts, die wunderbaren Weine, das gesellige Tafeln mit Freunden.

Dann kam der Diabetes. Dann kamen die großen Fragen:

Und das soll dann alles gewesen sein? Ein Leben ganz ohne den Wein? Ein Leben ganz ohne Genuss? Ein Leben bei Wasser und Brot? Das war nicht meins, das wurde nicht meins.

Gesund durch Genuss ist die Grundmelodie der „Lauber-Methode". Das Süße habe ich verbannt, das Echte steht im Mittelpunkt. So wenig wie möglich warne ich – schließlich wissen die Leute gut genug, was sie nicht tun sollten.

„Schlemmen wie ein Diabetiker" und „Schönkost" feiern das Radieschen-Brot als „wahren Luxus"; beim renommierten „Rheingau Gourmet Festival" versöhnte ich mit Spitzen-Köchen und Winzern Diabetes und Genuss; für „DiabetesDE" kreierte ich die große Diabetes-Küche zum ganz kleinen Preis.

Lebenslust und Lebensfreude will ich verströmen – und diese Botschaft elektrisiert. Sie ist das Grundgeheimnis des stetigen Erfolgs meiner Methode.

Packend beschrieben hat das meine **Leserin Kirsten Mikus**: „Vielen Dank für Ihre ermunternden Bücher! Es gibt zu viel Literatur, die einen gleich krank schreibt und Rezepte liefert nach dem Motto, jetzt hast Du lang genug falsch gelebt, jetzt musst Du büßen. Da sind Sie eine großartige Ausnahme! Sie eröffnen Handlungsmöglichkeiten, die sich selbständig umsetzen lassen. Das Leben ist doch zu schön!" Danke, Frau Mikus!

Meine **„Genuss-Apotheke"** lockt mit drei Mund wässernden Köstlichkeiten: Echter Wein. Echte Gasthäuser. Echte Kochkunst. Lassen Sie sich begeistern!

Echter Wein
Wirkt wie Metformin
Wein war schon immer ein ganz besonderer Genuss – und schon immer wurde er mit Gesundheit in Verbindung gebracht: So gilt als „French Paradox", dass bei unseren lebensfrohen Nachbarn gerne gut getafelt wird, die Menschen aber trotzdem weniger Herzinfarkte haben – was auf den ausgiebigen Genuss von Rotwein zurückgeführt wird. Vor allem das Polyphenol Resveratrol soll für diese segensreichen Wirkungen verantwortlich sein.

Aber auch als „Zucker-Zähmer" bewährt sich Wein – und in „Schlemmen" habe ich diesen Wirkungen eine ganze Seite gewidmet. Darin zitiere ich einen Internisten aus Baden-Baden so: „Der tägliche Genuss von 50 bis 300 ml Wein kann helfen, die Wahrscheinlichkeit des Diabetes-Ausbruchs zu halbieren." Auch weise ich darauf hin, dass die Flavonoide, also die Pflanzenfarbstoffe, den Anteil des Gefäß schützenden HDL-Cholesterins erhöhen.

Ganz aktuell analysiert Prof. Dr. Kristian Rett für die Zeitschrift „PraxisMagazin", wie Alkohol den Stoffwechsel beeinflusst: „Offenbar **verstärken alkoholische Getränke die Insulinwirkung**, wobei der Wein am günstigsten zu sein scheint", so der wissenschaftliche Beirat beim Deutschen Weininstitut. Ähnlich argumentiert sein Kollege Prof. Dr. Hans-Georg Joost vom Deutschen Institut für Ernährungsforschung in Potsdam: „Alkohol wirkt wie Metformin" – und Metformin ist das wichtigste Diabetes-Medikament zur Verbesserung der Insulinwirkung.

Maßvoll muss über Alkohol diskutiert werden. Das weiß natürlich auch **Prof. Dr. Kristian Rett, der Chefarzt Diabetologie** des Krankenhauses Sachsenhausen, und er empfiehlt deshalb für den „moderaten" Genuss eine tägliche Alkohol-Obergrenze von 30 Gramm bei Männern, was bei einem 10-prozentigen Wein drei „Achtele" entspricht. Bei Frauen liegt diese Grenze bei 20 Gramm, also einem „Viertele".

Das entspricht ziemlich genau dem, was ich seit Jahren empfehle, wobei für das Weinparadies Markgräflerland, wo ich herkomme, natürlich „moderat" höhere Grenzen trinküblich sind.

Den Blick weitend ist die Schlussfolgerung des aus Bayern stammenden Professors: „Alkoholische Getränke sind als Nahrungs- und Genussmittel ein **integraler Bestandteil der europäischen Kultur.** Bei ´bestimmungsgemäßem Gebrauch` sind gesundheitliche Nebenwirkungen und Risiken von Alkoholika von nachgeordnetem Interesse, insbesondere der Nutzen für den Stoffwechsel kann überwiegen."

Gut, dass zur europäischen Kultur auch Heilpflanzengärten gehören, weshalb ich mich besonders freue, im Krankenhaus Sachsenhausen „Lauber´s Diabetes-Garten" anzulegen.

Wer nun denkt, viel hilft viel, den mahnt Prof. Rett mit den weisen Worten des früheren Basler Stadtarztes und Vordenkers der modernen Pharmazie, nämlich **Paracelsus**: „All Ding´sind Gift und nichts ohn´Gift. Allein die Dosis macht, dass ein Ding kein Gift ist."

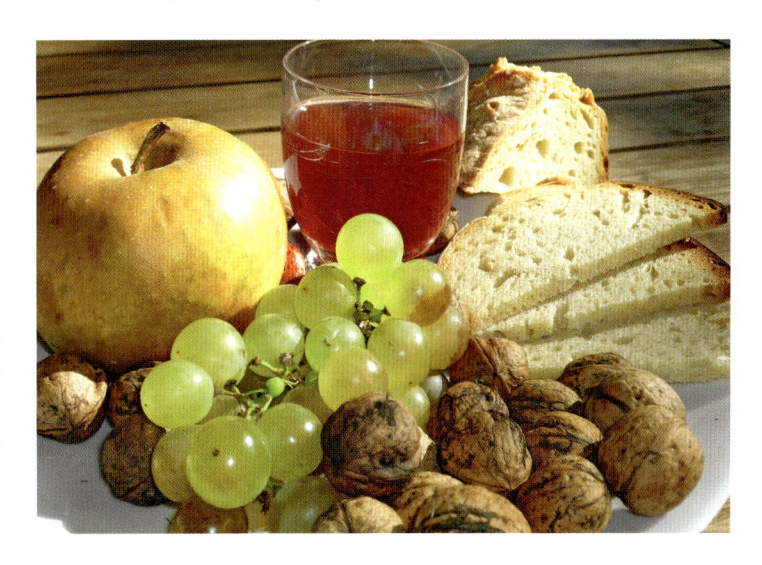

Kulturgut: Neuer Wein, neue Trauben, Streuobstapfel, eigene Nüsse und Bauernbrot

Drei deutsche „Trockenkönige"
So viel Theorie muss sein bei einem Thema, das andere auch anders sehen. Aber noch viel schöner ist die Praxis, nämlich drei Weingüter, deren Arbeit ich seit Jahrzehnten begleite und die konsequent trockene Weine herstellen.

Weingut Dörflinger: Begnadete Burgunder
Als einer der wenigen deutschen Traditionsbetriebe machen die Dörflingers seit über 100 Jahren nur eines: Trockene, durchgegorene Weine keltern – und das auf höchstem Niveau. Es gab Zeiten, da hat dieses konsequente Festhalten an der „echten" Linie das Weingut fast in Existenznöte gebracht.

Fünf Therapien

Aber Gott sei Dank gibt es genügend Weinfreunde, die den wirklich **durchgegorenen Wein ohne Restzucker** schätzen; Weine, die weniger Schwefel brauchen, die frischer schmecken – und auch bekömmlicher sind. Seinen Gutedel mit wenig Alkohol, eine besondere Markgräfler Spezialität, nennt Hermann Dörflinger deshalb auch augenzwinkernd „Erfrischungsgetränk".

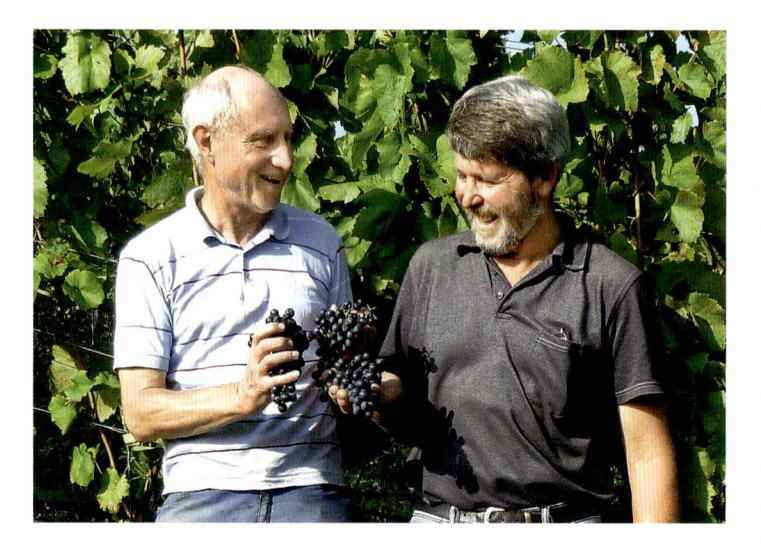

Präsentiert stolz die Lemberger-Trauben: Winzer Karlheinz Ruser (rechts) mit Herbscht-Helfer

Begeistert bin ich von den Burgundern dieses Familienbetriebs in Müllheim/Baden, wo der bestens ausgebildete Sohn Hermann junior schon eigene „Duftmarken" setzt. Vor allem die weißen Grauburgunder können es locker mit vergleichbaren Weinen aus dem Burgund aufnehmen – und sind um ein Vielfaches günstiger. Prächtig auch die roten Spätburgunder, und hier sind die aus „Alten Reben" fast schon ein Geheimtipp.

Gastfreundlich geht's zu bei den Dörflingers. Gerne darf in der urigen Probierstube und im edlen Schauraum alles verkostet werden.

Konsequent: Auf **www.weingut-doerflinger.de** stehen Telefonnummer und Öffnungszeiten, sonst nichts. Also hinfahren!

Weingut Ruser: Lauber-Lemberger
Schon lange kenne ich Karlheinz Ruser, der in meiner Heimatstadt Lörrach Weine anbaut, welche sogar die anspruchsvollen benachbarten Basler begeistern. Bei einer Weinprobe habe ich mir ein Herz gefasst und gefragt, ob ich bei der Anlage eines neuen Weinbergs mitmachen kann. Karlheinz und seine Frau „Mary" ließen sich auf das Experiment mit dem „Schreiberling" ein.

Schnell waren wir uns einig: „Lemberger" wollten wir pflanzen, eine Rebsorte, die in Österreich (dort als „Blaufränkisch") und in Schwaben **großartige Rotweine** liefert. Persönlich wollte ich endlich erfahren, was es heißt, Wein zu machen. Beim Setzen der Pfähle, der Reben war ich dabei, habe den Boden gehackt, Reben geschnitten – und natürlich beim „Herbschten", der Weinlese, angepackt.

Mein Fazit: Eine ungemein befriedigende Arbeit, aber auch eine sehr harte. Mit Karlheinz habe ich ausgerechnet, was realistisch kalkuliert eine Flasche Wein als Lohn der Mühen kosten müsste: Um die 5 Euro. In Deutschland wird aber ein Großteil der Weine um die 2 Euro verkauft. Da stimmt was nicht!

Was aber auf jeden Fall stimmt, ist die Qualität des Lembergers. Trocken natürlich, wie alle Ruser-Weine. 2008 haben wir den ersten abgefüllt, der großartige 2011er liegt noch im Faß. Das Schöne: Er wird von Jahr zu Jahr besser. Schwaben, wir kommen!

„Lauber-Lemberger" ist natürlich etwas übertrieben – es ist ein Ruser-Wein, wobei ich für das schöne RL-Etikett (das steht für Ruser und Lauber) des Ravensburger Künstlers Romain Finke gesorgt habe.
www.weinbau-ruser.de

Weingut Schneiders: Wurzelecht
Lange Zeit kelterte Alois Schneiders im „Weingut Josefshof" in Pommern an der Mosel ausschließlich knochentrockene Tropfen – bis er merkte, das reicht nicht fürs wirtschaftliche Überleben in einer Welt der süßen „Möselchen". Weshalb es inzwischen auch Weine mit mehr Restsüße gibt. Aber wirkliche **„Diabetiker-Weine"** (wobei diese Bezeichnung nicht auf der Flasche stehen darf) sind natürlich die ganz Trockenen.

Der Traditionswinzer stutzt gerne die oberen flachen Wurzeln, zwingt die Reben so über zehn Meter tief in den mineralischen Felsen. „Ums Überleben muss die Rebe kämpfen, dann hat der Wein Kraft", weiß Schneiders. Besonders stolz ist er auf die Reben, die noch **wurzelecht** sind, also nicht aus Unterlagsreben bestehen, auf die dann die jeweilige Sorte gepfropft wird.

Wenige Winzer in Deutschland haben noch diese absolute Rarität. „Erst nach Jahrzehnten zeigt sich der Unterschied, die Weine werden intensiver, sind langlebiger", erläutert Schneiders. Wurzelechte Menschen denken langfristig.

Charakteristisch für Schneiders' Weine, die an teilweise dachsteilen Hängen wachsen, ist ein **wunderbarer Honigton**. Charakteristisch ist auch die jahrzehntelange Haltbarkeit – sicher auch ein Ergebnis der Spontanvergärung, ein Verfahren, an das sich nur wenige Winzer trauen – und das noch weniger Winzer beherrschen.

Ein gelungener „Wurzelechter" ist der 2011er Riesling „Pommerner Rosenberg, Auslese" von über 50 Jahre alten Reben. Er hat moderate 12 Prozent Alkohol, „trockenste" 1 Gramm Restzucker und kostet 6,90 Euro. Echt günstig! „Wurzelecht" heißt ein Beitrag von mir über den Winzer Alois Schneiders und sein Weingut Josefshof auf **www.schneiders-josefshof.de**

Echt-Essen-Gasthäuser
Wo der Wirt noch seine Ware kennt

Welch ein Wandel! Waren vor zehn Jahren noch Hummer, Kaviar und um die halbe Welt geflogene Exotenfrüchte für die Essenstester das Maß der gehobenen Kochkunst, hat sich das Bild radikal gewandelt. Gott sei Dank! Heute ernten Köche wie Michael Hoffmann vom Berliner „Margaux" Jubelgesänge für ihren Gemüsegarten, in dem über 200 alten Sorten gedeihen.

„Echt Essen" heißt eine Kolumne, in der ich seit 2009 jeden Monat für das „Diabetes-Journal" genau solche Gasthäuser vorstelle; Gasthäuser, wo der Wirt noch weiß, wo seine Ware herkommt; wo er sogar oft noch selbst etwas anpflanzt, eigene Tiere hält – und alles schonend zubereitet.

Fünf Beispiele einer Diabetes-Küche der ganz besonderen Art. Alle Köche kenne ich persönlich. Sie können gerne grüßen!

„Fuchshöhle": Duft-delikat
Raimar Pilz von der „Fuchshöhle" in Bad Säckingen bei Basel ist ein Naturmensch: In seiner freien Zeit strampelt er mit dem Fahrrad auf die Höhen des nahen Schwarzwaldes, lässt sich von wortkargen Waldschraten in die verschwiegenen Geheimnisse der alten Heilkräuter einweihen, sammelt Wildkräuter für die Küche.

Fasziniert ist der Kräuterkoch von Aromen. Auf der Terrasse wartet ein sinnlicher „Duftgarten", wo die Gäste in die magische Welt der orangigminzigen Goldmelisse, der nach Kakao riechenden Schokoladenblume eintauchen – und diese Aromen auf ihren Tellern wiederfinden, charmant serviert von Partnerin Annett Ronneberger.

Fische direkt von den Züchtern, Fleisch und Gemüse direkt von den Produzenten bezieht Rai-

mar Pilz – und inszeniert alles äußerst appetitlich, gerne auch mit essbaren Blumen verziert. Etwas ganz Besonderes ist die nahe „Genuss-Apotheke", wo in intimen Kochkursen der Gesundheit das wirksamste „Medikament" verschrieben wird: Genuss.
www.fuchshoehle.com

„Gottfried": Kaviar-Festival

Auf der sagenumrankten Gemüsehalbinsel Höri bei Radolfzell am Bodensee liegt das „Gottfried". Hier veredelt Klaus Neidhart, der beste Fischkoch des Sees, nicht nur das zarte Gemüse zu herrlichen Köstlichkeiten. Sein Herzensanliegen sind die Schätze des Schwäbischen Meeres, die er so frisch wie keiner bekommt – und sie unschlagbar schonend zubereitet, nämlich bei niedrigen Temperaturen, etwa den Saibling, die herrliche Seeforelle, die seltene Trüsche mit ihrer wunderbaren Leber. Selbst der wegen seinen vielen Gräten so schwierige Hecht gerät hier zur herzhaften Delikatesse.

„**Kaviar-Festival**" nannte ich eine kulinarische Oper, die ich im „Gottfried" zur Uraufführung brachte. Dabei servierten wir die Fische mit ihrem eigenen Rogen, dem „Kaviar" – ein großartiges Erlebnis, das die Eiweiße der Fische mit den Proteinen des Rogens potenziert – und das dann einige Gäste prompt als „Potenz-Bombe" feierten.

Wer hier im Sommer unter Walnussbäumen tafelt, von Gerlinde Neidhart mit besten Weinen verwöhnt wird, spürt, warum Gott sagte, als er auf die „Höri" blickte: „Jetzt höri auf." Eine gute Entscheidung, perfekter geht Schöpfung nicht.
www.hotel-gottfried.de

„Seehalde": Wild Things!

Markus Gruler von der „Seehalde" in Uhldingen bei Überlingen ist ein begeisterter Fischer. Wann immer es das Wetter erlaubt, ist der „Echt-Essen-Koch" jeden Mittwochmorgen auf dem Bodensee. Freut sich diebisch, wenn er schon mal einen ein Meter langen Hecht fängt oder einen Saibling an der Angel hat, dessen Fleisch mindestens so intensiv schmeckt wie das von Meeresfischen.

„Wild Things" heißt ein Abend, den Markus Gruler mit seinem Bruder Thomas nach einer Vorlage meines Buches „Schönkost" im November ausrichtet. Dann sammeln alle Mitarbeiter wilde Kräuter, Pilze, seltene Äpfel von uralten Streuobstbäumen, und es gibt Gerichte wie „Seeforelle auf Lindenblüten mit dem eigenen Kaviar und Bestes der Brennnessel." Und als krönenden Höhepunkt einen Kuchen mit Mehl der gemahlenen Wurzel der vor Gesundheit strotzenden Wegwarte.

Bruder Thomas, die **Weinnase vom Bodensee**, serviert dazu Weine, die von Winzern für ihn besonders trocken ausgebaut wurden. „Echt essen" heißt eben nicht, sich mit dem zufrieden zu geben, was es gibt, sondern das eigene Unverwechselbare zu suchen.
www.seehalde.de

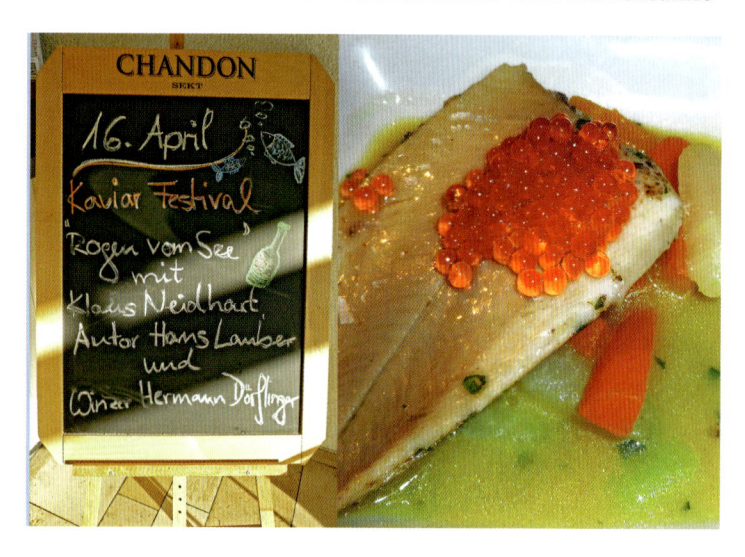

Sinnenfroh: Kaviar-Festival und Forelle mit eigenem Rogen, dem „Kaviar"

„Schweinsbräu": Sau-stark

Wenn Schweinefleisch, dann im „Schweinsbräu" in Glonn, südlich von München. Thomas Thielemann kocht hier eine schnörkellose Küche, die elegant und bodenständig ist – und die auf Produkte zugreifen kann, wie sonst kaum ein Gasthaus in Deutschland. Denn das „Schweinsbräu" gehört zu den vom legendären Öko-Pionier Karl Ludwig Schweisfurth aufgebauten „Herrmannsdorfer Landwerkstätten".

Freilaufende Schweine und alte Rassen in den Ställen sind die Spezialität dieses Gasthauses, das mit hohen Räumen und viel Holz eine Atmosphäre der entspannten Behaglichkeit schafft. Gerne tafelt hier auch Patron Karl Ludwig Schweisfurth – und sagt über seine Schweine: „Mit ihren Omega-3-Fetten sind sie wie Apotheken."

Ein Null-Kilometer-Menü zauberte mir Thomas Thielemann einmal auf den Teller mit Salat, Gemüsen und Fleisch praktisch ausschließlich vom Hof. Ein Genuss, für den sich jeder Kilometer Fahrt von München ins Alpenvorland mit der prächtigen Sicht auf die Berge lohnt.
www.schweinsbraeu.de

„Vieux Sinzig": Kräuter-König

Botanik-Professoren pilgern in das lichtvolle Restaurant „Vieux Sinzig" in Sinzig, südlich von Bonn, um Jean-Marie Dumaine ihre Aufwartung zu machen. Zu einer Zeit, als die heute in der Spitzenküche so gepriesenen Wildkräuter noch als schnödes Unkraut verachtet wurden, gab es bei ihm schon Köstlichkeiten wie Giersch, Löwenzahn und Tripmadam, so strotzend vor Vitaminen und Mineralien, dass es das Essen fast auf Rezept hätte geben müssen.

Stundenlang streift der aus der Normandie stammende Koch, der seit über 20 Jahren mit seiner Frau Colette das „Vieux Sinzig" betreibt, durch die Wälder des nahen Ahrtals, sammelt und bestimmt die Kräuter, kennt auch ihre gesundheitlichen und geschmacklichen Raffinessen – etwa dass die Blätter der lebergesunden Mariendistel aufgekocht wie Hühnerbrühe schmecken.

Während er sein **Wissen mit Wissenschaftlern vertieft** oder Gästen wie mir mit seiner faszinierend weichen, französisch grundierten Sprache im kleinen Gärtlein hinter dem Restaurant die Finessen der Kräuter erklärt, kocht heute in der Küche meist sein Neffe Yoann Hue – und der hat sein Handwerk jahrelang beim größten Gemüsekoch Frankreichs gelernt: Bei dem legendären Michel Bras.
www.vieux-sinzig.com

Alles über **„Echt essen":** www.lauber-methode.de

„Schlemmen"

„Schlemmen wie ein Diabetiker" heißt mein Buch, bei dem das Titelbild das Thema vorgibt: Genuss. Ich schenke darauf einen Spätburgunder von Dörflinger ein.

100 Lebens-Mittel stelle ich in diesem Ernährungsbuch vor, vor allem Gemüse, Salat, Fisch und Wild. Dazu kommen 15 natürliche Zucker-Balancierer von Aloe bis Zimt, die ich mit dem Düsseldorfer Diabetes-Forscher Prof. Dr. Hubert Kolb analysiert habe. Aus den Heilpflanzen und den frischen Viktualien habe ich nachkochbare Rezepte entwickelt, wobei mich gute Köche mit guten Ratschlägen unterstützt haben.

Genuss pur verspricht „Schlemmen": Es gibt weder Nährwert- noch Kalorienangaben. Denn ich habe die Erfahrung gemacht, Kalorienzähler werden gerne Erbsenzähler – aber leider selten Freunde dieses wunderbaren Sommergemüses.

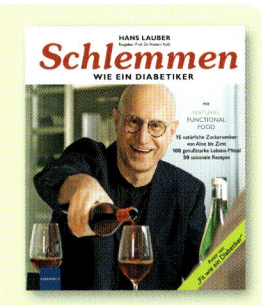

„Schlemmen wie ein Diabetiker", Kirchheim-Verlag, 160 S., 19,90 €

Echte Koch-Kunst
Wo Gutes günstig ist

Ein Vorwurf, den ich anfangs auch genährt habe, lautet: „Ihre Küche ist nur für Reiche." Dieses Vorurteil habe ich vielfach widerlegt, etwa bei einem **dreigängigen** Menü mit dem Berliner Sternekoch Tim Raue für DiabetesDE zum Weltdiabetestag: Da gab es Kopfsalat mit Topinambur; Lachs mit Spitzkohl und Zimt-Zwetschgen – und der Warenwert lag bei unter 7 Euro!

Wie gut, günstig und trotzdem großartig schmeckend „Diabetes-Küche" sein kann, habe ich einige Dutzend Mal mit Uwe Steiniger bei der „diabetestour" des Kirchheim-Verlags demonstriert. Da zaubert der gelernte Spitzenkoch, der auch Gesundküche kann, vor mehreren hundert Gästen frische Köstlichkeiten – à la „Schönkost" und „Schlemmen". Immer ganz einfache Rezepte, immer mit preiswerten Zutaten der Jahreszeit, der jeweiligen Region.

Was uns und der Mitköchin Katja Henrichs auffällt: Die größten Erfolge verzeichnen wir immer mit denselben „Klassikern", vor allem mit der **„Hanswurst"** – eine von mir kreierte fettreduzierte Wurst, mit dem Zucker-Balancierer Bockshornklee verfeinert. Dazu ein mit Stevia gesüßtes Ketchup. „Die Hände zum Wursthimmel", lautet das geheime Kommando unserer Gäste, wenn die Würste fertig sind, „Ich will auch eine"-Rufe schallen uns entgegen.

Deutlich verhaltener reagieren unsere Gäste, wenn wir sie für ungewohnte Genüsse begeistern wollen, etwa Spinat mit der Vitalbombe Brennnesseln. Fast ungehalten reagieren sie auf präzise Erläuterungen, etwa wie einzelne Stoffe dem strapazierten Diabetes-Stoffwechsel wieder auf die Beine helfen können.

Unser Fazit: Die so dringend nötige breite Wende der Diabetes-Küche wird nur gelingen, wenn sie bestehende Gerichte aufgreift, diese subtil entschlackt und raffiniert verfeinert – und nicht zu stark im Detail die Ernährungsgrundlagen dahinter erklärt. „Schmeckt´s?", rufe ich, „Ja!", ruft es zurück. Glückliche Gäste sind gesunde Gäste.

Unter www.uwe-steiniger.de steht, wie Sie die „Dreierbande" buchen.

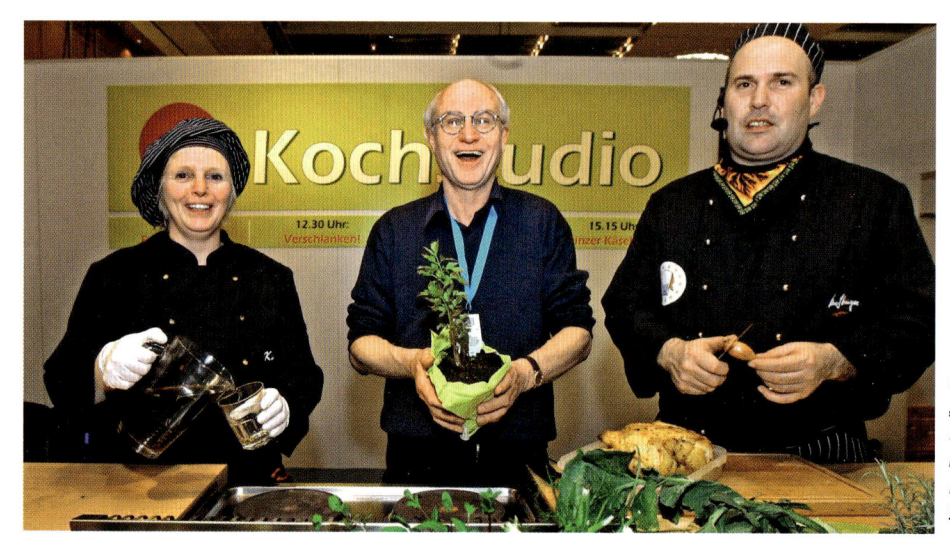

Die drei von der „Genuss-Stelle": Köchin Katja Henrichs. Erklärer des Essens. Koch Uwe Steiniger

Lauber-Methode: Lustvoll Laufen

Allein Ausdauer plus Kraft sind optimal

Wer regelmäßig läuft und sich im Studio fit hält, hat große Chancen, den Blutzucker langfristig ohne Medikamente zu stabilisieren.

Ratlose Gesichter sehe ich, wenn ich in meinen Vorträgen sage: „Zwei Drittel des Zuckers lassen sich mit meiner Methode ‚wegessen`. Aber ein Drittel müssen Sie wegLAUFEN." Viele nehmen das wörtlich, verlassen kopfschüttelnd und voller Empörung den Saal – eine Erfahrung, die vielfach auch Ärzte und Diabetes-Beraterinnen machen, wenn sie das Thema Bewegung ansprechen.

Sex und Sport sind die Tabu-Themen der Diabetes-Therapie – wobei beides zusammengehört: Die erschlaffende sexuelle Kraft vieler Männer, die erlahmende Lust vieler Frauen hängen direkt mit dem Diabetes und mangelnder Fitness zusammen. Zwar wird das „Medikament Bewegung" von den Ärzten pflichtschuldigst erwähnt als: „Sie sollten mal wieder ein bisschen laufen", aber selten konkret verschrieben im Sinne von: „Wir werden jetzt zusammen das Projekt angehen, über körperliche Aktivität ihr Gewicht innerhalb von einem halben Jahr deutlich zu senken, wonach wir dann hoffentlich weniger Tabletten brauchen."

Dass Ärzte lieber zum **Rezeptblock als zum Turnschuh** greifen, hängt auch damit zusammen, dass die Lebensänderung über Bewegung kaum honoriert wird – weder von den Kassen, noch von den Patienten, die im „Sportfall" dem Doktor schon gerne mal signalisieren, dass es auch noch andere Ärzte gäbe.

Wie wirksam Bewegung ist, wissen die Kassen nur zu gut, kennen die Studien, die zeigen, wie körperliche Ertüchtigung das Mortalitätsrisiko bei verstopften Herzkranzgefäßen wirksamer und dramatisch preiswerter senkt als die so beliebten Stents. Auch wissen viele Ärzte, dass Bewegung kombiniert mit dem Kraftaufbau im Fitnessstudio die wirksamste „Diabetes-Tablette" ist. Nur, dieses Wissen bleibt seltsam theoretisch.

„Im Schweiße des Angesichts"
Warum wir Bewegung wie Wasser und Luft zum Leben brauchen, das zeigt ein Blick in unser **„Urbuch"**. Da heißt es: „Du sollst Dir täglich im Schweiße deines Angesichts das Lebensnötige erkämpfen – und damit du das schaffest, wirst du mit diesen göttlichen Gaben gesegnet: An jedem Tag des Herrn zehnmal 1000 Schritte gehen zu können. Auch wird es dir möglich, mit der Kraft deiner Arme die dicksten Äste zu biegen – auf dass du auch die süßen Früchten naschen kannst. Nur die allersüßesten hängen unerreichbar an den allerhöchsten Zweigen – denn zu süß ist nicht gut für dich."

Auch steht da geschrieben: „Gebrauche deine Schritte täglich, messe immerwährend deine Kräfte – ansonsten stockt dir das Blut, deine Gedärme verstopfen, dein Gemüt wird trübe, deine Lebensgeister erlahmen – und dein irdisches Reich endet vor der dir bemessenen Zeit."

Was ich hier frei paraphrasiere, sind biblische Weisheiten kombiniert mit medizinischen Wahrheiten. Vielleicht könnte ein Blick in dieses ewig gültige „Urbuch" Ärzte, Kassen und Patienten zu mehr Mobilität motivieren.

Mich motiviert das Ganze jedenfalls zu **drei bewegenden Fragen**: Was bringt´s? Wie oft? Welche Arten? Die Antworten weisen den Weg zu den segensreichen Wirkungen der körperlichen Aktivitäten – und werden Ihnen hoffentlich Lust machen auf Freude an der Kraft.

Was bringt Körperertüchtigung?

Immer wieder bin ich verblüfft, welches Füllhorn an Wohlbefinden von körperlicher Ertüchtigung ausgeht. Und immer wieder bin ich verblüfft, wie wenig bekannt diese Segnungen im Medizinbetrieb sind; wie wenig energisch sie tatsächlich eingefordert werden.

Aber: Nur eine **bewegte Gesellschaft** wird in der Diabetes-Prävention etwas bewegen. Denn wie von Zauberhand „heilt" die körperliche Aktivität auch die ganze Palette der „Diabetes-Begleiter" von überhöhtem Blutdruck bis Depressionen.

Wer sich bewegt:

„Putzt" die Gefäße
Durch die Erhöhung des „guten" HDL-Cholesterins wird das überschüssiges Cholesterin, das sich gerne an die Gefäßwände anlagert, zurück zur Leber transportiert, in Gallensäure umgewandelt und abtransportiert. Der Bewegungs-Effekt führt dazu, dass das Blut wieder besser durch die Gefäße fließt – und das wiederum

Senkt den Blutdruck
Das Herz schlägt regelmäßiger, es wird mit jedem Schlag mehr Sauerstoff transportiert. Dadurch wird „die Pumpe" gekräftigt, die Durchblutung verbessert, die Blutgefäße entspannen sich, der Blutdruck sinkt – das Risiko für Infarkte vermindert sich.

Senkt den Blutzucker
Regelmäßige Bewegung vermindert das Übergewicht – die häufigste Ursache für den Typ-2-Diabetes. Auch wird effektiv das tückische Bauchfett abgebaut, das ebenfalls ganz stark den Diabetes auslöst. Auch sinken der Langfristwert HbA1c sowie der Nüchternblutzucker – und ganz wichtig: Das Insulin wirkt wieder besser.

Stärkt die Knochen
Je älter die Menschen werden, desto brüchiger werden die Knochen, gerade bei Diabetes. Bewegung hält das Knochengerüst widerstandsfähig. Wobei gilt: Wer früh übt, profitiert im Alter besonders.

Denkt besser – und positiver
Die „Sauerstoffdusche" fürs Gehirn steigert die Konzentrations- und Merkfähigkeit. Es gibt sogar Studien, die sagen, dass sich damit die Demenz verzögern lässt. Auch ganz wichtig: Die Diabetiker-Pein Depression wird von Grund auf bekämpft. Glückshormone wie Serotonin hellen die Stimmung auf, steigern das Selbstbewusstsein.

Schläft schöner
Schlafstörungen sind ein wichtiger Diabetes-Auslöser – und eine Diabetesfolge. Einer dieser vielen Diabetes-Teufelskreise ist, dass die Krankheit sich selbst verstärkt – wie etwa der bei Diabetes ausgeprägte Mineralien-Mangel. Wer aktiv ist, schläft besser und tiefer. Auch werden im gesunden Schlaf Wachstumshormone ausgeschüttet, welche die Muskeln wachsen lassen – was zu einer nachhaltigen Fettverbrennung beiträgt.

Lebt länger

Aktive Menschen, die sich nicht permanent stressen lassen, haben prinzipiell ein gestärktes Immunsystem – sind nicht so anfällig für allfällige Entzündungen, welche den Diabetes befördern. Das alles senkt das Risiko von Infarkten und Krebs – die Menschen leben länger und sind gesund dabei.

Wer dazu noch **„Forever young"** mit Bob Dylan hört, kann sich vielleicht sogar den uralten Menschheitstraum erfüllen: Das ewige Leben. Oder wenigstens: Fit sterben.

Wie oft muss gelaufen werden?

Laufen steht bei mir für alle Formen der körperlichen Ertüchtigung, einschließlich des Kraftaufbaus. Wobei Laufen eben die gebräuchlichste und einfachste Form ist, sich körperlich zu ertüchtigen. Auch beziehen sich die meisten Bewegungsempfehlungen auf das Laufen.

Die gute Botschaft zuerst: Bewegung ist machbar! Es sind keine riesigen Strecken, die zurückgelegt werden müssen. Es sind keine langen Zeiten, die fürs Training aufgewandt werden müssen. Nach den Empfehlungen der meisten Experten reichen pro Woche 90 bis 150 Minuten körperlicher Ertüchtigung, um fit zu werden – und zu bleiben. Dabei kann sich jeder sein individuelles Programm zusammenstellen, etwa viele kleine Bewegungseinheiten aneinanderreihen – was sich sehr gut mit einem Schrittzähler überwachen lässt.

Wer auf weniger als 5 000 Schritte am Tag kommt, gilt als „inaktiv". Darüber steigert es sich über „wenig aktiv" bis „mäßig aktiv" – was dann immer noch unter 10 000 Schritten liegt. Erst **ab 10 000 Schritten** heben die Sportärzte wohlwollend den Daumen – und skandieren: „Jetzt sind Sie aktiv." Wer von seinem Doktor sogar noch Bewunderungsrufe hören will, setzt noch ein paar Schritte drauf – und landet dann bei über 12 000 Schritten, was „sehr aktiven" runden neun Kilometern entspricht.

Machen faul: Ausreden

Wir kennen sie, wir lieben sie, die Ausreden; die Ausflüchte, wenn es darum geht, die Ausdauer kontinuierlich zu trainieren. Eine Auswahl:

Morgen ist auch noch ein Tag. Übermorgen auch. Also heute.
Zu kalt: GoreTex gibt's günstig. Inzwischen sogar bei ALDI.
Zu warm: Morgens ist es kühl – abends auch wieder.
Zu dunkel: Superlichtstarke Stirnlampen führt jedes Fahrradgeschäft.
Zu gefährlich: Auf seinem Heimfahrrad ist noch niemand überfallen worden.
Es regnet: Im Fitness-Studio regnet es nie.
Knie lädiert: Fahrrad fahren geht meistens. Näheres regelt der Arzt.
Hüfte lädiert: Aquajoggen kann fast jeder – und jede.
Keine Kraft: Täglich 10 Schritte mehr. Nach 100 Tagen sind es 1 000. Oder 2 000.
Keinen Bock: Die Lust kommt beim Laufen. Die Vorfreude aufs Bierchen auch.
Lieber Tennis: Das typische Stop and Go belastet die Kniegelenke. Besser, aber teurer: Golf.
Lieber Fußball: Das typische Stop and Go belastet die Kniegelenke. Besser immerhin als Kicken in der Glotze gucken.
Lieber Bergwandern: Bergauf die Aussicht genießen. Bergab schont die Bergbahn die Gelenke. Wirkt am besten wöchentlich.
Lieber gärtnern: Erst nach drei Stunden täglich, drei Monate lang, bequemen sich die Pfunde zu purzeln.
Lieber lieben: Wer orgiastisch schreit, stöhnt, zuckt, entflammt in den Körper-Kraftwerken den schönsten Kalorien-Killer: Das **Lustfeuer**!

Fazit: Werfen Sie die Ausreden Ihrem Schweinehund zum Fraß vor. So ist er beschäftigt – und Sie gehen ungestört auf die Piste!

Wenn Ihnen das alles zu kompliziert ist, dann hören Sie auf unseren großen Naturheiler **Sebastian Kneipp**: Er hielt wenig von kleinen Schritten, von Spaziergängen, empfahl lieber „tüchtiges Gehen, bei dem ruhig auch eine Anhöhe dabei sein darf, damit der Betreffende auch ordentlich ins Schwitzen kommt." Kneipps große Liebe galt aber dem Barfußgehen – und er setzte dafür jeden Morgen zwischen zehn und 20 Minuten an. Auch für die damals schon üblichen Ausreden hatte er wenig übrig, sondern schrieb in „Meine Wasserkur":

„Bei guter Eintheilung, bei gutem Willen, bei wahrem Streben nach Erhaltung seiner Gesundheit wird ein Jeder, selbst der Vornehmste, selbst der **in seinem Berufe Angestrengteste** noch so viel Zeit gewinnen, um sich selbst diese Wohlthat zu spenden." Übrigens: Kneipp empfahl auch das Gehen im feuchten Gras, gar im frisch gefallenen Schnee.

Da kommen Sie ins Schaudern? Das kann ich verstehen, deshalb hier die vergleichsweise moderaten Empfehlungen der „Lauber-Methode":

Ich laufe jede Treppe (die Dicken nehmen immer die Rolltreppe), erledige alle Besorgungen per pedes oder mit dem Rad. Aber ich brauche zusätzlich auch „richtige" Bewegung, die ich auch Ihnen empfehle – eine Empfehlung, die viele meiner vielen Leser mit größtem Erfolg getestet haben:

2-mal die Woche rund zehn Kilometer joggen, was eine runde Stunde dauern sollte. Dazu kommen 2-mal pro Woche Besuche im Fitness-Studio, um Muskeln aufzubauen.

Sie joggen nicht gerne? Dann schauen Sie einmal im nächsten Kapitel, welche Äquivalente es für Sie gibt. Statt zehn Kilometer zu joggen, laufen Sie einfach flotte 20 Kilometer.

Ohne Medikamente – nur mit Bewegung
Ich bin jedenfalls überzeugt, dass ich es ohne die Bewegung nicht geschafft hätte, mehr als zehn Jahre lang meinen „Lifestyle-Diabetes" ohne Medikamente zu besiegen. Das bestätigt mir auch der Mindener Diabetologe und Sportmediziner Meinolf Behrens: „Die richtige Ernährung liefert die Grundlage, aber ohne Bewegung läuft nichts."

Welche Bewegung wirkt wie?

Ernüchternd ist auf den ersten Blick der unmittelbare Effekt von Bewegung. Wer eine halbe Stunde flott joggt, hat ungefähr 400 Kalorien verbrannt. Hat also gerade einmal ein Schnitzel mit Beilagen „weggelaufen" – und hat doch schon wieder mächtig Appetit auf die nächste Portion.

Gott sei Dank laufen die Vorgänge im Körper aber nicht so schematisch ab, wie es die Tabellen suggerieren. Denn wer sich fit hält, verbrennt nicht

Was Bewegung bringt

Bei einem Gewicht von 80 Kilo werden im Schnitt in 30 Minuten so viele Kilokalorien verbraucht:

Tätigkeit	Kcal
Spazierengehen/Langsam laufen	100
Gartenarbeit	100
AKTIVER Sex	150
Rad fahren	150
Walken/Golfen	200
Nordic Walken/Berg wandern	300
Joggen/Schwimmen	400

nur Kalorien. Es sinkt der Blutdruck, schlechtes Cholesterin schmilzt, der Schlaf wird tiefer – und es wird vor allem der Grundumsatz erhöht. Das liegt daran, dass sich die fettfreie Körpermasse erhöht, also Fett in Muskeln umgewandelt wird.

Denn je höher der Grundumsatz ist, desto besser funktionieren all diese wunderbaren Versprechen von **„Schlank im Schlaf"** bis „Genießen ohne Reue". Wer etwa auf einen Grundumsatz von 70 Prozent kommt, der kann sich locker „kleine Sünden" erlauben, der kann mit dem Training auch mal aussetzen. Denn die „Kraftwerke" des Körpers, also die Mitochondrien in den Zellen, haben ihren Betrieb auf Dauerfeuer eingerichtet – und laufen auch schon einmal auf „Reserve".

Wie wunderbar die Körper-Kraftwerke tatsächlich wirken, habe ich nach meinen **acht Marathon-Läufen** studieren können. In den Tagen danach konnte ich essen, was ich wollte, so viel ich wollte – der Körper hat alles ratzeputz verbrannt, die Blutzuckerwerte waren sensationell niedrig. Wie lange dieser Effekt anhält? Runde zwei Wochen.

Das klingt nicht schlecht, aber als Ergebnis einer doch hammerharten Schinderei ist es zu wenig. Ich würde heute keinen der „langen Läufe" mehr machen – auch wenn ich persönlich keinen missen möchte, besonders den in London nicht, wo ich eine Zerrung hatte. Aber die Engländer feuerten mich so begeistert an, dass ich trotzdem hinkend das Ziel erreichte. Bevor ich aber nun ins Schwärmen gerate, hier die gesunde Alternative zum Marathon: Das Fitness-Studio.

Kraftwerke des Körpers einschalten

Der beste Weg, um die Kraftwerke des Körpers auf Dauerbetrieb zu schalten, ist die Kombination aus Ausdauerbelastung und Krafttraining. Wer joggt, wer walkt, verbrennt zum einen direkt Kalorien, lässt gleichzeitig auch Muskeln wachsen. Optimal ist es aber, diesen Effekt mit einem gezielten Krafttraining in einem Fitness-Studio zu verbinden, was dann besonders effektiv Muskeln aufbaut – und so die allerbesten Voraussetzungen für einen **hohen Grundumsatz** schafft, die „Kraftwerke" also auf Dauerfeuer schaltet.

Seit Jahren beschäftige ich mich intensiv mit Bewegung. Aber gerne gebe ich zu, dass mir erst die Begegnung mit Dr. Meinolf Behrens die Kraft der Kombination aus Ausdauer- und Krafttraining bewusst gemacht hat. Das geht nicht nur mir so: Im Gespräch mit Ärzten und Diabetes-Beraterinnen merke ich, dass das Wissen um diese Zusammenhänge wenig verbreitet ist. Der Grundumsatz hat in der täglichen Diabetes-Praxis eher theoretischen Charakter – seine Erhöhung durch das gezielte Krafttraining wird höchst selten „verschrieben".

Die elektrische Muskelstimulation (EMS) wird inzwischen von Ärzten auch für Diabetiker empfohlen, und zwar für absolute Bewegungsmuffel, aber auch für Leute, die sich einfach nicht mehr bewegen können. Dabei wird für rund 20 Minuten in einen mit Elektroden bestückten „Anzug" geschlüpft, die Muskeln werden stimuliert. Dabei wird Muskelmasse aufgebaut, es wird der Grundumsatz erhöht, der Stoffwechsel verbessert.

Laufen Sie mit einem Lächeln!

Ein Wegbereiter der präventiven Medizin in Deutschland war Dr. Ulrich Strunz – auch wenn er es irgendwann guru-gruselig übertrieb. Trotzdem: Einer seiner Merksätze hat mich über zehn „bewegte" Jahre begleitet: „Laufen Sie mit einem Lächeln."

Immer wenn ich Gefahr lief, es mit dem Sport zu übertreiben, wenn ich drohte, außer Atem zu

Fünf Therapien

Gut, jeder muss seinen eigenen Rhythmus finden, sein eigenes Bewegungsoptimum. Manche schaffen es nur in der Gruppe, andere brauchen einen festen Wochenplan. Ich habe für mich eine andere Philosophie entdeckt: **Möglichst schöne Strecken.**

Am liebsten laufe ich natürlich in der freien Natur; etwa in meiner Heimat, wo ich oberhalb von Basel durch die Wälder streife, mich im Sommer über die Kräuter freue, im Winter über den Blick in die Alpen. Auch in den Städten suche ich mir abwechslungsreiche Wege, sei es in München an der Isar, in Köln am Rhein – natürlich mit Blick auf den Dom.

Besonders gerne laufe ich auf dem Land, da, wo sich die Leute noch grüßen – und beim Zurückgrüßen lächeln. Das schafft Glücksmomente. Schaffen Sie sich solche Glücksmomente. Sie kommen auf jeden Fall zuverlässiger als die Glückshormone, die es angeblich bei langen Läufen geben soll.

Wie Fitness-Studios fit machen

Die ehernen Gesetze des Lebens lassen sich nicht stoppen – aber verlangsamen: Ab dem 25. Lebensjahr bauen sich langsam die Muskeln ab. Das fällt jung natürlich niemandem auf, juckt auch nicht – da hatte ich wirklich andere Probleme – und Freuden. Die meisten anderen wohl auch.

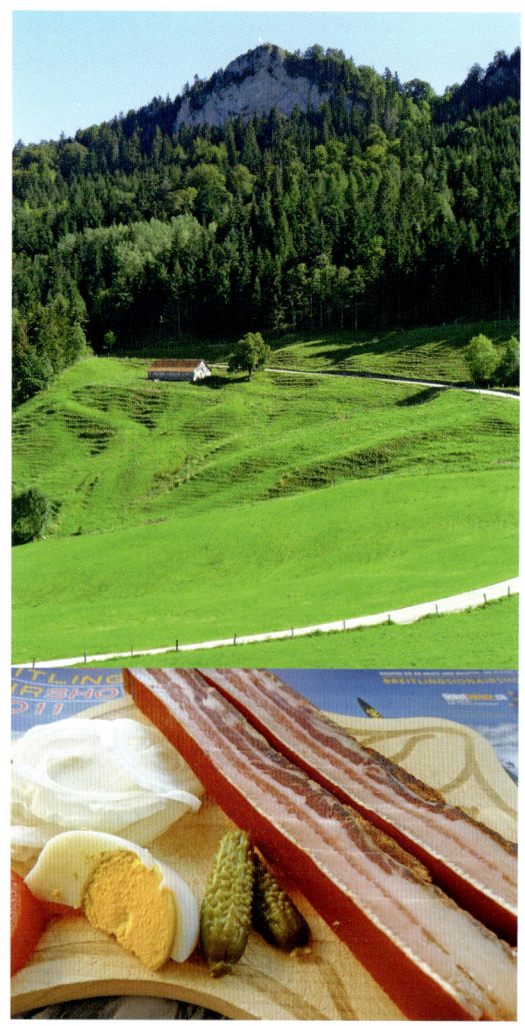

Schöner Weg: Hier zum Aussichtsberg „Belchen" im Schweizer Jura.

Schönes Ziel: Selbstgemachter Speck im „Kallhof", unterhalb des Belchens

kommen, zu schnell zu laufen, dann erinnerte ich mich an diesen Satz – und schaltete auf ein inneres Lächeln. Es hat mir geholfen, **Bewegung als Lust und nicht als Frust** zu empfinden. Wenn ich sehe, wie verbissen viele laufen, mit hochroten Köpfen, verzerrten Gesichtern – verstöpselt und verkabelt, überall, nur nicht bei sich selbst, dann frage ich mich: „Ist das wohl wirklich gesund?"

Aber irgendwann ist es halt soweit, es zwickt der Rücken, es fällt die Balance nicht mehr so leicht, es schmerzen plötzlich Bewegungen. Gerne wird dann an Symptomen herumkuriert. Doch die Ursache vieler diffuser Leiden ist tatsächlich der Muskelschwund – und der lässt sich am effektivsten stoppen und sogar wieder umkehren im Fitness-Studio.

Sieben fitte Regeln für Fitness-Studios

Eine gewöhnungsbedürftige Welt sind die Studios für viele. Auch mir ging es so. Hier meine Erfahrungen – und wie Sie davon profitieren.

1. Auf Siegel schauen

Schwer überschaubar ist die Welt der Studios. Doch inzwischen entwickeln immer mehr Studios Gesundheitskompetenz – und lassen sich diese mit Siegeln bescheinigen. Für Diabetiker am besten sind Studios, die „Diabetes-zertifiziert" sind – eine Entwicklung, die ganz stark von der Arbeitsgruppe „Diabetes & Sport" der Deutschen Diabetes-Gesellschaft vorangetrieben wurde, mit Dr. Meinolf Behrens (siehe Gespräch) als besonders starkem Antreiber.

Speziell geschultes Personal ist der große Vorzug dieser Studios. Das sind Trainer, die auch wissen, wie Blutzucker, wie Blutdruck zu messen ist, die im Notfall einen Arzt einschalten können. Das sind auch Leute, die wissen, welche Übungen bei speziellen Handicaps nicht in Frage kommen, etwa Übungen bei Diabetes-geschädigten Augen, die schnelle Drücke aufbauen.

Aufwendig und teuer ist die Zertifizierung – weshalb die Zahl dieser Studios noch überschaubar ist. Aber das wird sich ändern, und es lohnt sich, diese spezielle Kompetenz zu honorieren. Eine Liste der zertifizierten Studios findet sich auf **www.diabetes-sport.de**

2. Kompetenten Trainer suchen

Ohne Trainer geht gar nichts. Er hilft, aus der verwirrenden Fülle der Geräte die richtigen auszusuchen, bestimmt die Gewichte (und damit die Schwere der Übungen), legt die Frequenz fest und weiß, was zu wem passt. Auch überwacht er die Übungen, korrigiert Fehler und achtet vor allem auch auf die richtige Atmung.

3. Fitness-Ziel definieren

Verwirrend sind die Begriffe der Fitness-Insider: Prinzipiell ist alles „Kraft-Training". Aber als Einstieg wird erst einmal mit dem „Training nach der Kraftausdauermethode" begonnen. Das bedeutet, dass mit relativ moderaten Gewichten und rund 15 Wiederholungen der Übungen gearbeitet wird. Ergänzt wird das Ganze durch „Ausdauer", das sind Übungen auf den Fahrrädern, den Crosstrainern, den Laufbändern, Geräten, die sich prinzipiell empfehlen, um sich für die Kraft-Übungen aufzuwärmen, um hinterher wieder „runterzukommen".

Alle Übungen bauen Muskeln auf – wobei der Effekt am stärksten beim „Training nach der Muskelaufbaumethode" ist. Also dem Training, bei dem die Gewichte schwerer sind, die Frequenzen kürzer, so um die acht Mal pro Übung. Dieses Training empfiehlt sich aber erst nach einer gewissen „Einarbeitungsphase", weil damit auch das Verletzungsrisiko steigt.

Noch Fragen? Ja, sicher! Meine Empfehlung: Einfach anfangen – und nach einigen Wochen mit dem Trainer reden.

4. Reizpunkte setzen

Auch wenn manche Studios sich gerne diesen Anstrich geben: Die ernsthaften sind keine Wellness-Tempel, wo die Seele baumelt, man/frau sich verwöhnen lässt. „Muckis" wachsen nur durch eigene Anstrengungen. „Niemand hat gesagt, dass es nur einfach ist", sagt Oliver Derigs. Denn kaum „flutschen" die Übungen so richtig, wird plötzlich das Gewicht erhöht, werden neue Übungen eingebaut.

Das ist notwendig, nur wenn immer wieder neue Reizpunkte gesetzt werden, entsteht der gewünschte Trainingseffekt, wachsen Muskeln, steigert sich die Fitness. Wobei als Grundregel gilt: Es muss anstrengen, aber es darf nicht schmerzen.

5. Zeit mitbringen

Gut „Fit" will Weile haben. Genau so wie es nicht „schnell schlank" gibt, gibt es auch nicht „schnell fit". Nur einige Wochen im Studio bringen nicht viel. Wer sich einschreibt, sollte schon mindestens ein Jahr hingehen wollen – und zwar rund zwei bis drei Mal die Woche, und dann immer rund eine Stunde einschließlich der Ausdauerübungen trainieren.

6. Zu sich finden

Ungeheuer reizvoll fand ich es, mich auf die ungewohnten Übungen „einzulassen"; herauszufinden, wo mich Muskeln schmerzen; herauszufinden, was mir besonders Spaß macht. Bei mir war es die „Beinpresse", mit der ich schon nach einigen Wochen mein eigenes Körpergewicht stemmen konnte.

Es ist dieses In-sich-Hineinhören, das In-Einklang-mit-sich-selbst-Kommen, das auch zu einem guten Training gehört – und Fernsehen, Musikhören, gar telefonieren stört diesen „Findungsprozess".

7. Spaß an der Freude haben

Was mich als einigermaßen sportlich Trainierten doch gewundert hat: So simpel die Übungen einem vorkommen, sie schlauchen. Manchmal musste ich auf dem Heimweg per Rad richtig kämpfen, fiel oft glücklich erschöpft ins Bett – und hatte irgendwann eine tierische Freude, dass plötzlich am Bauch straffe Muskeln entstanden.

„Einen Waschbrettbauch hätte ich gerne", sagte ich übertreibend zu Oliver Derigs. Der wies nur höflich bestimmt darauf hin, dass erst einmal an meinem persönlichen Fitness-Ziel „aufrechter Gang" zu arbeiten sei. Ich sah es ein, „kam wieder runter" – und machte das, was ich vom Joggen kannte: **„Trainieren mit einem Lächeln."**

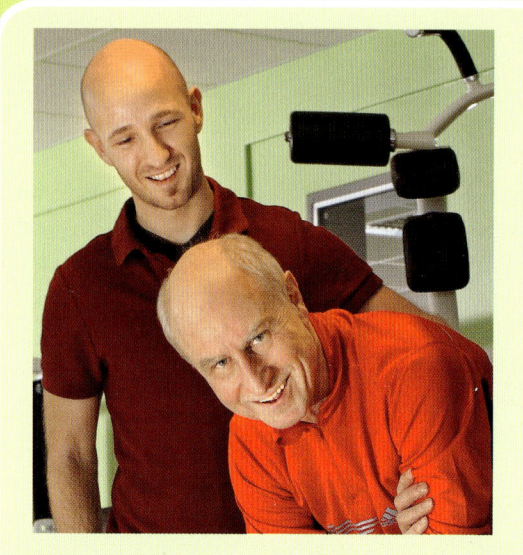

Auf und nieder:
Oliver Derigs korrigiert immer wieder

Gold wert: Kompetenter Trainer

Oliver Derigs ist der erste Diabetes-zertifizierte Fitness-Trainer in Deutschland. Er arbeitet im ersten Diabetes-zertifizierten Studio: „Just Fit" in der Amsterdamer Straße in Köln, wo auch die Aufnahmen für das Titelbild von „Zucker zähmen" entstanden sind.

Das Wichtigste, was mir der frühere Eishockey-Torwart vermittelt hat: Die Freude am Training. Sie resultiert aus seiner eigenen Begeisterung am Sport, die wiederum daher rührt, dass er über das Training seine schwächelnde Gesundheit als Kind überwunden hat. Das war mir gleich sympathisch – mir hat auch niemand einen Marathon zugetraut.

Gespräch mit Dr. Meinolf Behrens
Dürfen Fitte dick sein?

Dr. med. Meinolf Behrens hat eine große Diabetes-Schwerpunktpraxis in Minden. Der Diabetologe und Sportmediziner ist eine der treibenden Kräfte der Arbeitsgemeinschaft „Diabetes & Sport" in der Deutschen Diabetes-Gesellschaft, wo er maßgeblich an der Diabetes-Zertifizierung von Fitness-Studios mitgearbeitet hat.

Empfehlen Sie Sport?

Viele meiner Patienten sind weit über 60. Da löst das Wort Sport automatisch und verständlicherweise Abwehrreaktionen aus. Lieber spreche ich von Bewegung.

Wie motivieren Sie?

Mit möglichst einfachen und überzeugenden Mitteln. Ich ermuntere, dass schon wenige Schritte – und davon jeden Tag ein paar mehr – kleine Wunder bewirken, dass die Lebensfreude steigt, die Werte sichtbar sinken, weniger Insulin benötigt wird. Auch empfehle ich sehr gerne einen Schrittzähler.

Sind Ärzte die richtige Adresse?

Gott sei Dank haben die meisten Patienten immer noch ein großes Vertrauen in den Doktor. Aber unsere Zeit pro Patient ist in Minuten bemessen, da muss vieles an der Oberfläche bleiben. Wir sind Basismotivatoren, welche die Köpfe erreichen. Die Herzen erreichen aber oft besser die Diabetes-Assistentinnen und -Beraterinnen. Sie haben mehr Zeit, können sich in die individuelle Lage versetzen. Wobei wir wissen, dass eine Praxis prinzipiell um so stärker motivierend wirkt, je stärker die Mitarbeiter und der Arzt selbst fit sind.

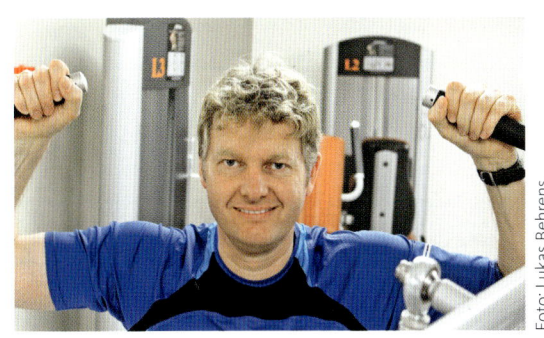

Arzt und Sportler: Dr. med. Meinolf Behrens

Zahlen die Kassen für Bewegung?

Im Prinzip schon, aber die letzte Leidenschaft fehlt. Die medikamentöse Therapie ist wohl immer noch stärker in den Köpfen verankert. Das große Problem sind die vielen Übergewichtigen, bei denen Bewegung oft das beste und einzige „Medikament" wäre, wenn etwa das Insulin nicht mehr wirkt. Diese Menschen zu erreichen, bedeutet einen ungeheuren Aufwand, der aber nicht honoriert wird.

Warum „fremdeln" Ärzte mit Fitness-Studios?

Bei vielen spukt wohl immer noch die „Muckibude" im Hinterkopf herum. Auch ist das Wissen um die Kraft der Kraft noch steigerbar, auf großen Diabetes-Kongressen sind entsprechende Veranstaltungen jedenfalls immer sehr schwach besucht. Aber das bessert sich Gott sei Dank, sicher auch durch die Diabetes-zertifizierten Studios, in die die Ärzte ihre Patienten schicken können.

Welche Untersuchungen sind notwendig?

Es müssen Herz und Lunge abgehört werden. Ganz wichtig sind bei Diabetikern die Füße, wenn da erste Komplikationen vorliegen, scheiden Joggen und Walken oft aus. Der Gelenkstatus muss angeschaut werden, der Blutdruck muss gemessen werden – und was unerlässlich ist: Der Augenhintergrund muss untersucht werden.

Die Nierenfunktion sollte über den Kreatininwert im Blut und die Albuminausscheidung im Urin überprüft werden. Und selbstverständlich gehören ein EKG und ein Belastungs-EKG dazu. Diese Informationen werden benötigt, um gezielt und individuell Empfehlungen für die Auswahl des richtigen Trainings und seine Intensität zu geben.

Lieber fett und fit als schlapp und schlank

Dürfen Fitte dick sein?

Eine typische Journalistenfrage! Aber es ist sicher richtig, dass der Grundsatz gilt: Lieber fett und fit als schlapp und schlank. Denn was nützt es einem Patienten, der mit modernen Diabetes-Medikamenten wie GLP-Analoga schnell „verschlankt" wurde, der aber keine Kraft hat, sich nicht fit fühlt.

Außerdem ist es wichtig, an der richtigen Stelle schlank zu sein. Wer etwa stramme durchtrainierte Oberschenkel hat, aber nicht das gefährliche Bauchfett eines Bierbauches rumschleppt, muss sich über die paar Pfunde zu viel keine Gedanken machen. Das Maßband für den Bauchumfang weiß oft mehr als Waage und Body-Mass-Index.

Steigert Sport die Insulinproduktion?

Ja – und das hat mich richtig verblüfft! In erster Linie verbessert Bewegung natürlich die Insulinempfindlichkeit. Aber was schon immer vermutet wurde, das haben nun Wissenschaftler in Basel bestätigt: Sport stimuliert die Insulinproduktion. Der Wirkungsmechanismus ähnelt dem der GLP-Analoga, also einem der modernsten Diabetes-Medikamente. So gesehen ist Sport eine der traditionellsten Natur-Medizinen.

Steigert Fitness die Lebenslust?

Ein ganz wichtiger Motivationsfaktor. Patienten berichten mir, dass die Lebensfreude spürbar zugenommen habe, seitdem sie sich regelmäßig bewegen. Viele fühlen sich psychisch ausgeglichener, haben auch endlich wieder eine Aufgabe, freuen sich regelrecht auf das gemeinsame Training in der Gruppe. Begeistert berichten mir auch Patienten, dass sie plötzlich viel gelenkiger geworden sind, wieder ihre Schnürsenkel binden können.

Lodert auch die Liebeslust stärker?

Meine Geheimwaffe bei vielen Männern. Die Sexualität ist eben immer noch einer unserer stärksten Triebe. Deshalb hat die Aussicht, dass es wieder besser „läuft", schon manchen auf Trab gebracht.

Machen Fitness-Übungen schlank?

Da möchte ich vor übertriebenen kurzfristigen Hoffnungen warnen. Vor allem, wenn über Krafttraining Muskeln aufgebaut werden, steigt erst einmal das Gewicht. Aber gleichzeitig wird Fett abgebaut, es sind sozusagen **„gesunde Pfunde"**, die dazukommen. Aber langfristig sinkt das Gewicht natürlich, weil der Körper über den erhöhten Grundumsatz eine kontinuierliche Fett- und Glukoseverbrennung startet – sogar in der Nacht!

Wie oft trainieren Sie?

Ich strebe zwei- bis dreimal pro Woche eine knappe Stunde an. Was ich immer schaffe, ist zweimal.

Lauber´s Diabetes-Manifest
Wir sind Bus!

Trotz aller Appelle gibt es jedes Jahr über 300 000 neue Diabetiker. Mein Manifest weist Wege, um die Epidemie zu stoppen. Etwa als „Laufender Bus".

Einseitig dem Einzelnen wird gerne die Schuld an der Zucker-Explosion gegeben. Sicher ist jeder für sich verantwortlich – aber grundsätzlich muss die Gesellschaft „präventiv" werden, damit sich etwas ändert. Gebraucht wird eine Mischung aus Verboten und Angeboten.

1. Süßbrausen stoppen
Große Teile der jungen Generation sind süß „geeicht", halten den künstlichen Surrogatgeschmack der gesüßten Säfte für das Echte. An dieser süchtig machenden Süßkonditionierung müssen alle Aufklärungsversuche abprallen. Einen wirksamen „Entzug" einleiten kann nur ein radikales Zurückdrängen der süßen Brausen, der auslaugenden „Energiegetränke", des fetten Junks über Steuern wie Sweet- und Fat-Tax, ein Verbot von Süß-Verkäufen in Schulen, einschließlich eines Trinkverbotes für Süßes.

2. Ampel einschalten
Ein Riesensieg der Nahrungskonzerne war die Verhinderung der Lebensmittel-Ampel. Als einfaches System zeigt sie, was gut, was schlecht ist. Sicher, ein wenig holzschnittartig. Aber weil die wenigsten wissen, wie Nahrung wirkt, wäre sie ein großer Fortschritt – vor allem, wenn sie den von der Industrie befürchteten Effekt hätte: Große Discounter schmeißen aus ihren Regalen großflächig raus, was einen roten Punkt hat. Plötzlich gäbe es die Süßbrausen nur noch als „Bückware", also unter dem Ladentisch.

3. Schulgärten anlegen
Schulpflichtig muss Diabetes-Prävention werden! Was Hänschen im Schulgarten über Kräuter lernt, vergisst Hans sein ganzes Leben nicht mehr. Die flächendeckende Anlage solcher Gärten von Kinder**gärten** (der Name ist Programm!) bis zu Gymnasien wird aus den Einnahmen von Sweet- und Fat-Taxes bezahlt. Ideal: Die Schüler legen den Garten selbst an, pflegen ihn. Sorgt gleich noch für die so notwendige Bewegung.

Vorbildlichst ist der zentrale Schulgarten in Düsseldorf. Er besteht seit 1913!!! und ist über 3,5 Hektar groß, mit Gewächshäusern, Gemüse- und Kräuterbeeten sowie Streuobstbäumen. Übrigens: Als eine der wenigen Großstädte ist Düsseldorf schuldenfrei. Gibt es Zusammenhänge zwischen nachhaltigem Handeln und langfristigem wirtschaftlichen Erfolg?

4. Kochen lernen
Gekocht wird vor allem im Fernsehen. Tatsächlich wird immer weniger selbst gekocht, „kocht" immer mehr die Mikrowelle Fertigverpacktes. Ganze Generation haben keinen Bezug mehr zum echten Essen. Die Eltern können nicht kochen, die Kinder erst recht nicht. Also gehört Kochunterricht in gut ausgestatteten Schulküchen auf den täglichen Stundenplan – und zwar für Jungen wie für Mädchen, und natürlich gibt es Noten. Im Fernsehen dürfen nur noch Köche auftreten, die auch in Schulen kochen.

Fünf Therapien

Einstimmig bewilligte der Gemeinderat der Stadt Lörrach 2012 einen Antrag, 80 000 Euro aus der Bürgerstiftung bereitzustellen, damit Schüler gesundes Essen bekommen. In der Einrichtung „Kinderland" lernen die Kinder bei gemeinsamen Mahlzeiten, wo die Produkte herkommen und lernen, dass nicht alles süß sein muss.

„Wir sind darauf angewiesen, dass möglichst viele Essen gut und gesund hergestellt werden", sagt Lörrachs Oberbürgermeisterin Gudrun Heute-Bluhm. Aber nicht nur Lörrach ist auf das angewiesen, was die CDU-Bürgermeisterin und leidenschaftliche Slow-Food-Anhängerin fordert: **Sondern unsere gesamte Gesellschaft!**

5. Schulbusse abschaffen
Früher sind die Schüler zur Schule gelaufen, Rad gefahren. Früher gab es keinen „Alterszucker" bei Kids. Also werden die Schulbusse und „Mama-Taxis" weitgehend gestrichen. Natürlich fallen auch mir tausend Gründe ein, warum das irgendwie nicht geht. Aber nur wenn wir das Unmögliche fordern, erreichen wir das Mögliche.

„Laufender Schulbus" nennt sich eine geniale Initiative in meiner Heimatstadt Lörrach, beschrieben von der „Badischen Zeitung": Dort sammelt einmal in der Woche ein von Eltern begleiteter „Bus" an drei Haltestellen die Schüler ein – und bringt sie zur Schule; wobei der „Bus" die trippelnden Schüler selbst sind. Das hat zwei Vorteile: Die Kids kommen in Bewegung – und sie haben einen sicheren Schulweg. Erfreulich: Die nachahmenswerte Aktion wird von der Krankenkasse **AOK unterstützt**.

6. Radstraßen bauen
Vorfahrt für das Fahrrad lautet die neue Verkehrspolitik. Statt gefährlich-schmale rote Todesstreifen anzulegen, werden bei mehrspurigen Straßen ganze Spuren zu Fahrradstraßen aufgewertet. Autos müssen künftig Schiebetüren haben, um die gefürchteten Unfälle durch plötzlich aufgerissene Türen abzustellen. E-Bikes werden technisch so konzipiert, dass pro Stunde mindestens 15 Minuten „getreten" werden muss.

7. Diabetes-Forschung eindampfen
In Deutschland werden jedes Jahr einige hundert Millionen Euro in die Typ-2-Forschung gesteckt. Nur, es gibt nichts mehr zu erforschen, die Diagnose ist gestellt: Zu süß, zu fett gegessen, zu wenig bewegt. Die Therapie ist bekannt: Vernünftig essen, sich körperlich ertüchtigen.

Mein Vorschlag: Die vielen Forscher werden umgeschult zu Ernährungsberatern, Schulgärtnern und Turnlehrern.

Einen Forschungszweig würde ich belassen, sogar ausbauen: Die Erforschung der heimischen Heil- und Wildpflanzen.

www.lauber-methode.de zeigt die ausführliche Version des Manifests.

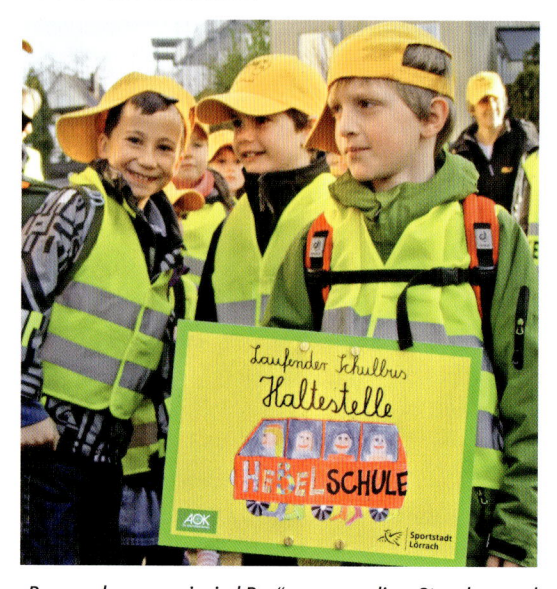

„Brumm, brumm, wir sind Bus", summen diese Steppke – und sind der „Bus" der Zukunft.

Gespräch mit der DiabetesStiftung DDS
„Prävention hat keine Lobby!"

Über 30 Milliarden Euro ließen sich jedes Jahr einsparen – würde endlich die Diabetes-Prävention ernsthaft betrieben. Doch daran haben wichtige Akteure kein wirkliches Interesse. So das Fazit der bemerkenswert offenen und in dieser Form einmaligen Antworten von: Prof. Dr. med. Rüdiger Landgraf, Vorstandsvorsitzender des Kuratoriums der DDS, und Reinhart Hoffmann, Beauftragter des DDS-Vorstands.

Eine unabhängige Stiftung ist die DDS, bei der ich seit Jahren im Beirat bin. Die Stiftung engagiert sich in vielen Diabetes-Projekten – immer mit einem klaren Fokus: Diabetes-Prävention.

Wie viele Typ-2-Diabetiker gibt es in Deutschland?

Wir können von rund sieben bis acht Millionen behandelten Typ-2-Diabetikern ausgehen. Zuzüglich einer Dunkelziffer von drei bis vier Millionen, bezogen auf die gültigen Diagnosekriterien. Siehe auch www.deutsche-diabetes-gesellschaft.de

Damit nähern wir uns schon bald der Zwölf-Millionen-Grenze. Dies ist eine Dimension, die schon bald unser Gesundheitssystem sprengen wird - abgesehen von den persönlichen und sozialen Konsequenzen. Vor allem, weil jedes Jahr über 300 000 neue Fälle dazukommen.

Bei wie vielen könnte eine Änderung des Lebens fruchten?

Rechnet man die ganz Alten, die kaum mehr ihre Lebensgewohnheiten ändern können und sollen, sowie diejenigen, bei denen solche Maßnahmen trotz intensiver Bemühungen und Hilfen nicht fruchten, heraus, käme man auf eine Zahl von drei bis vier Millionen Menschen mit Typ-2-Diabetes, bei denen eine Lebensstil-Intervention im Idealfall erfolgreich sein könnte.

Drei bis vier Millionen Menschen könnten ihr Leben erfolgreich umstellen

Würde dies tatsächlich angepackt, gäbe es riesige Einsparpotentiale, allein bei oralen Antidiabetika und Insulin im Bereich von über einer Milliarde Euro – ganz zu schweigen von den wegfallenden Folgekosten für diabetische Komplikationen wie etwa Nierenschäden, Herzinfarkt und Schlaganfall. Plus natürlich die wegfallenden indirekten Kosten, wie etwa Frühverrentung und Arbeitsausfälle.

Wie viel macht das?

Aus volkswirtschaftlicher Sicht kostet ein Typ-2-Diabetiker pro Jahr über 9 000 Euro, das macht bei vier Millionen Betroffenen mit Chancen für Lebensstil-Intervention allein über 36 Milliarden Euro – jährlich!

Sehen Sie dafür notwendige Präventionsanstrengungen?

Leider nein. Prävention hat keine Lobby, weil sie nur langfristig wirkt. Politik und Krankenkassen denken aber kurzfristig, schieben die soziale Verantwortung dem Einzelnen zu. Die Kassen geben lediglich eine verschwindend kleine Summe für Prävention aus. Sie beschränken sich darauf, aus dem vorhandenen Topf möglichst viel für reparative Medizin und Kunden-Marketing herauszuholen.

Ärzte müssten bezahlt werden, um Menschen gesund zu erhalten

Was müsste sich ändern?

Wir brauchen einen grundsätzlichen Systemwechsel. Die Ärzte müssten vor allem dafür bezahlt werden, die Menschen gesund zu erhalten. Heute „lohnt" es sich trauriger weise eher, die Patienten als „Kranke" zu behandeln. Wir haben eben prinzipiell ein Krankheits- und kein Gesundheitssystem.

Was haben die DMP-Programme gebracht?

Das lässt sich schwer einschätzen, weil die Kassen und ihre Auftraggeber ganz unterschiedliche – und widersprüchliche – Daten und Evaluationen zu den Disease-Mangement-Programmen (DMP) publizieren. Wichtige Kriterien erfolgreicher DMPs wie „Steigerung der Lebensqualität" und „Therapiezufriedenheit", eine Kostenreduktion und gelebte interdisziplinäre Betreuung der meist komplex Erkrankten werden entweder nicht erhoben oder nicht publiziert.

Das ist alles sehr intransparent und die Nutzeneinschätzung hängt sehr stark davon ab, was es finanziell gebracht hat. Die AOK, der größte DMP-Profiteur, lobt die Programme als Erfolg; die Techniker Krankenkasse fühlt sich als „Blutspender der AOK" und sieht das Ganze sehr skeptisch. Eine Kosten-Nutzen-Rechnung liegt nicht vor.

Fördern die DMPs die medikamentöse Diabetes-Behandlung?

Tendenziell ja. Denn je mehr „Metformin-Patienten" ein Arzt hat, desto besser stellt er sich. Für die Basisbehandlung, also die langfristige Begleitung der Lebensumstellung, bekommt er praktisch keine Vergütung. Wobei klar ist, dass es natürliche Grenzen der Lebensstiländerung gibt – etwa durch Alter, Multimorbidität, Bildung sowie soziale Möglichkeiten.

Die DMP-Programme haben tendenziell die medikamentöse Behandlung gefördert

Wann werden die Kassen endlich zur Prävention gezwungen?

Wenn der Diabetes und vor allem seine Folgekosten unser System ruiniert haben. Wenn die Entwicklung so rasant weitergeht, wird das in spätestens zehn Jahren der Fall sein.

Wer wären die natürlichen Verbündeten der Prävention?

Wichtige Institutionen wären Krippen und Kindergärten, Schulen, Betriebe. Aber auch die Rentenversicherungen, welche die Folgen einer Frühverrentung tragen müssen. Dazu gibt es ermutigende Signale aus einigen Bundesländern, etwa aus Baden-Württemberg.

Warum gerade von dort?

Weil die sehr stark den Facharbeitermangel spüren – und deshalb inzwischen ein echtes Interesse an langzeitig „fitten" Mitarbeitern haben. Wobei sich das Präventions-Interesse erfreulicherweise zunehmend auf Betriebe und Behörden ausdehnt.

Ist der Einzelne allein „schuld" an seinem „Zucker"?

Das ist eine Denkweise, die nicht weiter führt. Sicher kann und muss der Einzelne aktiv werden, aber das hat auch seine Grenzen, etwa bei den „dünnen", aber auch bei den „dicken" Typ-2-Diabetikern, die sich richtig ernähren und bewegen und trotzdem überhöhte Werte haben.

Wir begrüßen vom Prinzip her die Lebensmittel-Ampel, Sweet- und Fat-Tax

Welche politischen Forderungen haben Sie?

Die Lebensmittel-Ampel ist längst überfällig, denn die Konsumenten wissen erschreckend wenig über die Wirkung von Lebensmitteln auf den Stoffwechsel, etwa die fatale Rolle von zu viel Zucker. Deshalb begrüßen wir auch Bestrebungen für eine „Sweet- und eine Fat-Tax", wenn auch die Ausgestaltung im Einzelnen schwierig ist. Das alles muss Teil eines gesundheitspolitischen Masterplans werden.

Leider sendet auch die Wissenschaft widersprüchliche Signale

Da haben Sie Recht. Was von Fachgesellschaften als Ernährungs-Leitlinien veröffentlicht wird, ist zwar begründet, aber die Evidenz ist durch die relativ schlechte Studienlage nicht belastbar. Auch sind die prozentualen Verzehrempfehlungen, etwa der Kohlenhydratanteil einer Mahlzeit, in der Praxis nicht umsetzbar.

Was wäre ein Königsweg?

Lebensmittelkunde und Ernährung müssten schon vom Kindergarten an vermittelt werden – und zwar mit der Prämisse: Essen zubereiten und genießen macht Spaß!

Ein frühes Screening könnte Hunderttausende versteckte Fälle entdecken

Was tut die DDS für die Prävention?

Das wissen Sie als Beirat ja bestens. Wir möchten unter unseren vielen Aktivitäten „Xund in BaWü" hervorheben. In Baden-Württemberg steht die Prävention – Diabetes vorangestellt – im Fokus der Gesundheitsstrategie. Die Initiative „Xund in BaWü" der DiabetesStiftung DDS wird dies in die Tat umsetzen. Mit Risiko- und Diabetes-Früherkennung wird in Pilotregionen die machbare Lebensstiländerung umgesetzt werden. Für die Menschen – gegen Diabetes. Siehe www.xund-in-bawü.de

Denn wenn es uns gelänge, aus der allseits bekannten millionenfachen Dunkelziffer einige Hunderttausend recht- und frühzeitig zu erkennen, dann könnte längerfristig die Milliarden teure gesundheitspolitische Zeitbombe entschärft werden.

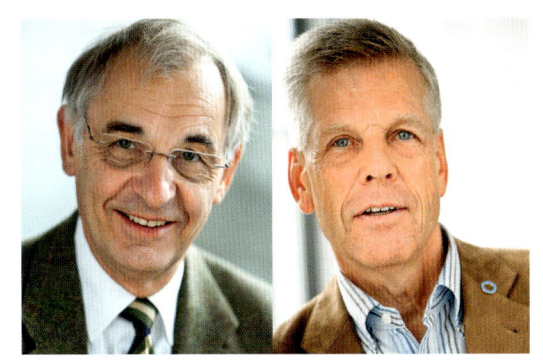

Kämpfen für Prävention: DDS-Macher Prof. Dr. Rüdiger Landgraf und Reinhart Hoffmann

Heilpflanzen –
Sanfte Kraft der Natur

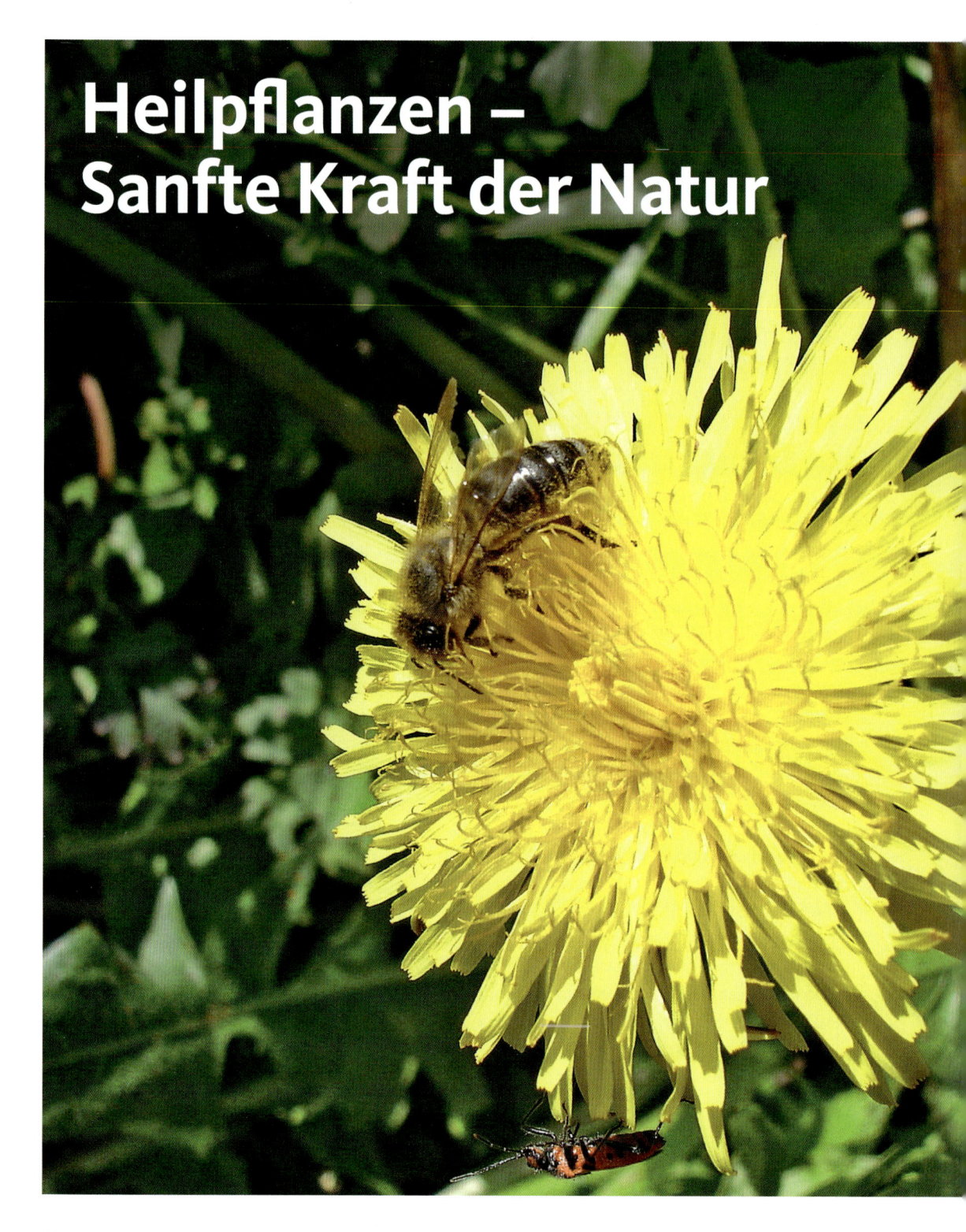

Heilpflanzen

Schatzkammer Naturmedizin

In einer engen Beziehung zur Natur standen früher die Menschen. Sie beobachteten die Tiere, die Pflanzen – und zogen Schlüsse daraus: So fiel ihnen auf, dass an Diabetes leidende Ziegen instinktiv „Griechisches Heu" fraßen. Auch bei uns war bis ins Mittelalter diese Pflanze als „Bockshornklee" ein weitverbreitetes Futtermittel. Heute hat die moderne Wissenschaft herausgefunden, dass unter den heimischen Heilpflanzen die leicht bitteren Samen ein hervorragender Zucker-Zähmer sind. Gar in den Status eines Schlüsselmedikaments bei Typ-2-Diabetes hat es die wildwachsende Geißraute gebracht: Aus ihrem Wirkstoff Galegin entstand Metformin.

Kaum gehoben sind die Schätze der Apotheke der Natur. So harren in den Klöstern noch viele Werke der für ihre systematische Auswertung der Volksmedizin bekannten Mönche. Auch die Wildpflanzen sind längst nicht ausreichend erforscht. **Über 1 500! essbare Wildkräuter** beschreibt allein der Freisinger Forscher Guido Fleischhauer – ihr ungeheures Gesundheitspotential ist längst nicht geborgen.

Höchste Zeit wäre es, der Natur ihre gesundheitlichen Geheimnisse abzulauschen. Herkömmliche Pharmafirmen haben daran kaum Interesse, weshalb der Staat hier eingreifen müsste, was im Vergleich zu Rettungspaketen für zockende Banken sicher eine vernünftige Aufgabe wäre. Aber es geschieht nichts, wie Dr. Johannes Mayer von der Forschungsgruppe Klostermedizin der Universität Würzburg bedauert:

„Der Staat investiert nicht in die Pflanzenforschung. Dabei sind von unseren rund 600 Pflanzen nur rund 150 einigermaßen erforscht – wobei hier riesige Potentiale liegen, um die Gesundheitskosten zu senken. So könnten etwa pflanzliche Mittel viele teure Cholesterinsenker ersetzen."

Als „Ginseng des Westens" wird der Löwenzahn gepriesen, der bei vielen Volksleiden wie Arthrose, Rheuma und Herzschwäche helfen kann. Diabetiker profitieren von den Ballaststoffen in den Wurzeln der gelb blühenden Pflanze.

Fünf Therapien

Wissenschaftlich analysiert
Pflanzen, die Blutzucker balancieren

Eine Vielzahl von Faktoren lässt Diabetes entstehen. Heilpflanzen mit ihrem breiten Wirkungsprofil sind deshalb ein ideales Heilmittel. Welche wie wirken, hat der Düsseldorfer Diabetesforscher Professor Hubert Kolb analysiert.

Es war ein kühnes Projekt, das ich im Jahr 2004 Prof. Hubert Kolb vorschlug: Erstmals die wichtigsten pflanzlichen Blutzucker-Balancierer systematisch zu analysieren. Der Düsseldorfer Diabetesforscher und Immunbiologe nahm die Herausforderung an – und in meinem Buch „Schlemmen wie ein Diabetiker" stellten wir 14 Heilpflanzen (sowie Fischöl) vor. Sie waren das Ergebnis einer umfassenden Auswertung wichtiger Studien und Forschungsarbeiten. Außerdem flossen die Ergebnisse der Forschung zur Rolle des Immunsystems bei der Entstehung des Diabetes in die Analyse ein. Forschungen, die Prof. Kolb am Deutschen Diabetes-Forschungsinstitut an der Universität Düsseldorf durchführte.

Drei Kriterien bestimmten die Auswahl der Pflanzen: „verstärkte Insulinproduktion", „bessere Insulinwirkung" und „Resorptionsverzögerung", also die „Verlangsamung" der Aufnahme von Kohlenhydraten, um Blutzuckerspitzen nach den Mahlzeiten abzufangen. Außerdem spielten die Ballaststoffe mit ihren lebensschützenden Fasern, die Fette binden, die Verdauung ankurbeln, Einfluss auf das Cholesterin haben, eine wichtige Rolle. Auch achteten wir auf entzündungshemmende Effekte. Ein umfassender Ansatz also, der die gesamte Wirkstoffpalette von Pflanzen berücksichtigt und der nicht versucht, die Pflanzen zu Medikamenten hochzustilisieren.

„**Heilpflanzen sind keine Medikamente** mit einem eindeutigen Wirkungsprofil", so Prof. Kolb, „vielmehr unterstützen sie den Stoffwechsel auf unterschiedliche Weise, wie etwa der Bockshornklee: Er ist ein leichter Insulinbildner, er lässt das Hormon besser wirken – und als Resorptionsverzögerer sorgt er dafür, dass der Körper mit dem Insulin haushälterisch umgehen kann. Werden die Pflanzen dann noch in Rezepte integriert, wie es Hans Lauber getan hat, dann erschließt sich die Heilkraft auch noch auf eine besonders genussvolle Weise."

Erfreulich aktuell ist unsere Liste geblieben, nichts mussten wir streichen. Inzwischen kam noch der schlank machende Löwenzahn dazu – und das Fischöl ist zu den natürlich-funktionellen Lebens-Mitteln gewandert.

Bereits 2004 wurde in „Schlemmen wie ein Diabetiker" das erst vor kurzem zugelassene Süßkraut **Stevia** so beschrieben: „**Ein empfehlenswertes Süßungsmittel** und ein interessanter Ansatz zur Verbesserung der Stoffwechselsituation."

Auf den folgenden Seiten werden die „**Kolb-Klassiker**" aktualisiert um heutiges Wissen präsentiert – ergänzt um weitere Naturmittel mit einem Fokus auf Entzündungen, die sich immer stärker als ein wichtiger Diabetes-Auslöser herauskristallisieren.

Zuckeruhr zähmt Zucker

Besser! Mehr! Weniger!

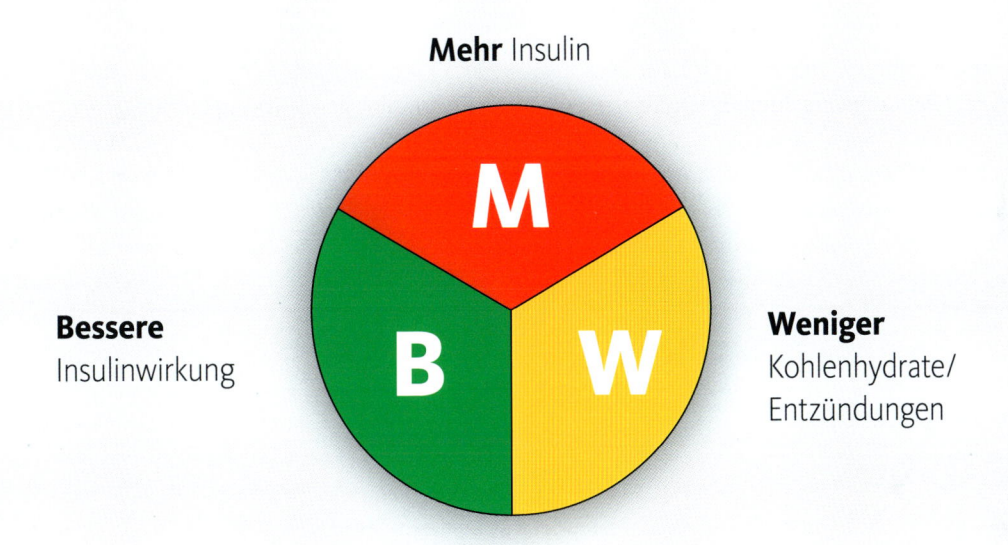

Mehr Insulin

Bessere Insulinwirkung

Weniger Kohlenhydrate/ Entzündungen

Drei verschiedene Ansatzpunkte verfolgen die Therapien Heilpflanzen, Vitalstoffe und Tabletten: Sie sorgen dafür, dass das Insulin BESSER wirken kann. Sie sorgen dafür, dass MEHR von dem Hormon produziert wird. Sie versuchen, dass WENIGER schnelle Kohlenhydrate ins Blut gehen; dass WENIGER Entzündungen entstehen, die Diabetes begünstigen. Besonders wichtig ist das W: Denn je weniger schnelle Kohlenhydrate, etwa von weichgekochten Nudeln, ins Blut schießen, desto mehr werden die Insulinreserven geschont.

Ein Grundraster bilden B und M und W bei den Therapien Heilpflanzen, Mikronährstoffe und Tabletten.

Von Aloe bis Zimt:
20 pflanzliche Zucker-Zähmer

Leicht den Fluss des Insulins erhöhen, das Hormon besser wirken lassen, Entzündungen dämpfen, Wunden heilen – das leisten die hier vorgestellten Pflanzen.

Aber sie leisten es wie alle Naturheilmittel in einer vielfältigen Bandbreite. Es sind keine spezifischen Medikamente. Am besten fährt mit ihnen, wer sich selbst anstrengt, vernünftig isst, sich bewegt. Dem helfen die natürlichen Zucker-Zähmer wie Katalysatoren, also Stoffe, die Reaktionen im Körper befördern – ohne große Spuren zu hinterlassen. Ohne große Nebenwirkungen zu haben.

Aloe vera (Aloe barbadensis)
Zart-bitter

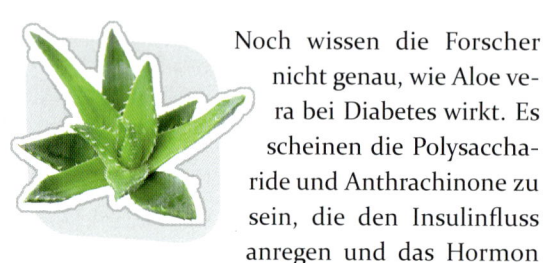

Noch wissen die Forscher nicht genau, wie Aloe vera bei Diabetes wirkt. Es scheinen die Polysaccharide und Anthrachinone zu sein, die den Insulinfluss anregen und das Hormon an der Zelle besser wirken lassen. Außerdem hemmen die Extrakte Entzündungen und die sanften Bitterstoffe regen die Verdauung an. Pur genossen ist das Gel zu bitter, es eignet sich aber wunderbar für Speisen, etwa mit Kürbisfleisch.

Allerdings empfehlen Experten, das Grasbaumgewächs nicht für den Dauergebrauch zu nutzen. Wirksame Dosis: Ein Esslöffel Gel aus dem Inneren der Blätter.

Beinwell (Symphytum officinale)
Wunden-Waller

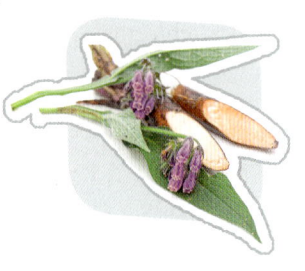

Ein Diabetes kommt selten allein: Zu den lästigen „Begleitern" gehören schlecht heilende Wunden, gehören Ödeme, also Gewebeschwellungen. Hier kann die „Wallwurz" ihre Heilkraft trefflich entfalten. Denn unter „Wallen" verstanden die frühen Ärzte das Zusammenwachsen einer Wunde, eines Knochens.

Vor allem bei schlecht heilenden Wunden bewährt sich der Beinwell, ein bis zu ein Meter hohes Borretschgewächs. Seine Pflanzenstoffe können Bakterien ausspülen und erleichtern die Narbenbildung.

Das enthaltene Cholin, früher als Vitamin B4 bezeichnet, verbessert die Durchblutung des Gewebes und hilft, Ödeme abzuschwellen. Auch wirken zusätzliche Schleim- und Gerbstoffe kühlend.

Leider wird vom früher häufigen Verzehr der Blätter inzwischen abgeraten. Sie enthalten das seltene Vitamin B12, was erforderlich ist, um das Glückshormon Serotonin zu bilden.

Bittergurke (Momordica charantia)
Wirkt wie Wein

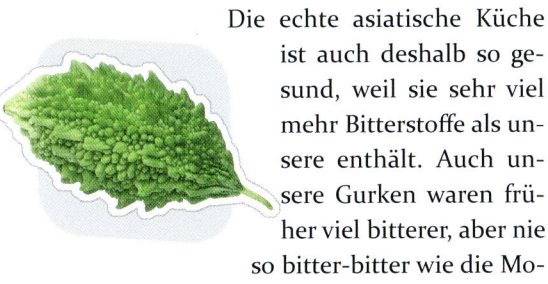

Die echte asiatische Küche ist auch deshalb so gesund, weil sie sehr viel mehr Bitterstoffe als unsere enthält. Auch unsere Gurken waren früher viel bitterer, aber nie so bitter-bitter wie die Momordica, die es bei uns auch frisch in Asialäden gibt. Neben den positiven Effekten beim Zucker hilft die bittere Gurke auch, das schlechte LDL-Cholesterin zu senken.

Als ein Hoffnungsträger der künftigen Diabetes-Prophylaxe gilt inzwischen die Momordica. Denn sie hemmt die Glukoseneubildung aus der Leber (ein ähnlicher Effekt gelingt übrigens mit trockenem Wein). Auch flutscht die Glukose besser in die Zellen. In einigen Studien wurde sogar eine leichte Steigerung der Insulinproduktion beobachtet.

Gut kombinieren lässt sich die Bittergurke mit Stevia. Wirksame Dosis: 100 Gramm pro Tag.

Bockshornklee (Trigonella foenum graecum)
Curry-Power

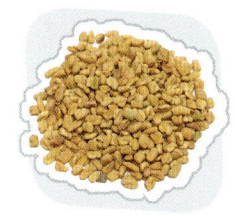

Die pflanzliche Dreifachwaffe gegen Diabetes ist der Bockshornklee, der Bestandteil praktisch aller Currys ist – und im Mittelalter in Deutschland eine weitverbreitete Kulturpflanze war. Am wirksamsten ist der Samen des Schmetterlingsblütlers, der in Apotheken als „Foenum graecum" verkauft wird. Eingeweicht in Wasser vergrößert sich in kurzer Zeit das Volumen – und es verliert sich die bittere Schärfe des Klees.

Eine Fülle antidiabetischer Stoffe schlummert im Samen des Griechischen Heus (Foenum graecum). So steigert etwa Hydroxyisoleucin die Insulinfreisetzung, und das Hormon wirkt besser, weil die Insulinsensitivität erhöht wird. Ein ganz starker Effekt geht auch von den Ballaststoffen aus, deren löslicher Teil als Schleim im Magen/Darm andere Nährstoffe „umschließt", was einen schnellen Blutzuckeranstieg verzögert.

Die wirksame Dosis liegt bei fünf Gramm Samen. Ein besonderer Bocks-Genuss ist die von mir entwickelte „Hanswurst" mit Foenum graecum.

Brennnessel (Urtica dioica)
Liebes-Zauberin

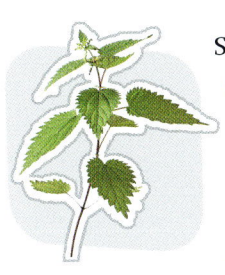

Schon Hildegard von Bingen pries die von uns immer noch als Unkraut geschmähte brennende Nessel, eine unserer wichtigsten Heilpflanzen. Für Diabetiker ist die Urtica besonders interessant, weil die Extrakte der Blätter Stoffe wie Sitosterol enthalten, welche die Insulinproduktion anregen, sowie Wirkstoffe, welche die Glukoseaufnahme aus dem Darm verlangsamen, ein Resorption verzögernder Effekt, der schnelle Anstiege des Blutzuckers abfedert.

Eine leichte Erhöhung des Testosteronspiegels durch Brennnesseln wurde ebenfalls beobachtet. Was vor allem bei älteren Männern das Gewicht senken soll – und der Liebe auf die Sprünge hilft. Auch baut Testosteron Muskeln auf, die

Glukose und Fett verbrennen. Wobei diese Wirkung nur sehr schwach ist. Verstärken lassen sich die „Muckis" da schon besser im Fitness-Studio.

Die wirksame Dosis liegt bei einem gehäuften Esslöffel Blätter. Frische Brennnesseln lassen sich wie Spinat zubereiten – kombiniert mit dem Zucker-Zähmer Knoblauch wird das schnell ein „apothekenpflichtiges" Gericht.

Erdmandel (Cyperus esculentus)
Ballast-Bombe

Aus Nordafrika und Spanien kommen die haselnussgroßen unterirdischen „Nüsse" des bis zu einem halben Meter langen Erdmandelgrases. Ein starkes Viertel der braunen Knollen, die es bei uns praktisch nur als Flocken gibt (ideal mit ihrem nussig-süßen Geschmack fürs Müsli) besteht aus Ballaststoffen, die im Magen aufgequollen, andere Nährstoffe umschließen und sie so hindern, zu schnell ins Blut zu schießen. Gerade Ballaststoffe gelten inzwischen als eine der Wunderwaffen gegen Diabetes. Die in Erdmandeln enthaltenen Öle sind reich an gesunden ungesättigten Fettsäuren.

Wirksame Dosis: Ab einem Esslöffel. Wer die ganze „Nuss" in Spezialgeschäften erwerben kann, muss sie über Nacht in Wasser einlegen, weil sie sonst zu hart ist.

Enzym-Öffner Papilla vateri
Warum Diabetiker bitter bitter nötig haben

„Was bitter dem Mund, dem Magen gesund", weiß die Volksmedizin. Sie hat recht! Denn unser Stoffwechsel ist immer noch bitter geprägt, auf Süßes sind wir nicht eingestellt, weshalb sich unser Körper am wohlsten fühlt, wenn er seine Bittereinheiten bekommt.

Ganz besonders Diabetiker brauchen Bitteres. Warum das so ist, erklärte mir der Apotheker und Mediziner Dr. Siegfried Schlett aus München: Die Gallenflüssigkeit, die aus der Leber herausfließt und der Bauchspeichel der gleichnamigen Drüse gelangen über die gleiche Öffnung, nämlich die Papilla vateri, in den Zwölf-Finger-Darm. Die Bauchspeicheldrüse gibt nicht nur das in den Langerhans'schen Inseln produzierte Insulin direkt ins Blut ab, sie sondert auch nach außen den ebenfalls die Verdauung fördernden und den Blutzucker balancierenden Bauchspeichel ab. Er ist reich an fett-, zucker- und eiweißspaltenden Enzymen. **Bitterstoffe regen den Öffnungsvorgang** dieser Papille und das Fließen der Galle an. Der Saft, den die Bauchspeicheldrüse produziert, wird mit der strömenden Galle gleichsam gezogen und entlädt sich in den Dünndarm, wo der Nahrungsbrei zersetzt wird. Diese Fließeinheit bringt es mit sich, dass sich die Bauchspeicheldrüse nicht verkrampft, was möglicherweise auch die Insulinproduktion begünstigt. Wie sonst auch wäre die positive Wirkung von Bitterpflanzen auf den Zuckerstoffwechsel zu erklären.

So, jetzt wissen Sie, warum die meisten natürlichen Zucker-Balancierer bitter schmecken, sei es die Aloe, die Bittergurke, der Bockshornklee, der Löwenzahn, aber auch der Kakao. Unser großer **Naturheiler Pfarrer Sebastian Kneipp** wusste das natürlich auch – und empfahl mit emphatischen Worten das Bitterste der bitteren Kräuter: „Wermut leitet die Magenwinde aus, verbessert die Magensäfte und bereitet eine gute Verdauung."

Jetzt müssten Sie auch wissen, warum **früher Medizin bitter** war. Bittere Medizin ist wirksame Medizin!

Goldrute (Solidago virgaurea)
Nieren-Spülerin

„Starkmacher" heißt Solidago – eine starke Bezeichnung für eine schlichte Pflanze. Aber das „Heydnisch Wundkraut", wie es in unseren alten Kräuterbüchern hieß, heilt Wunden, hemmt mit ihrer Salicylsäure (eine Art pflanzliches Aspirin) Entzündungen, bewährt sich in der Therapie von Rheuma und Gicht.

Ihren großen Auftritt hat die Goldrute aber als Nieren-Spülerin – weshalb die goldgelb blühende Pflanze von Diabetikern mit ihrem oft angegriffenen Entgiftungsorgan in den höchsten Tönen gelobt gehört. So mächtig wirkt dieses wichtigste pflanzliche Nierenmittel, dass sogar Nierengrieß ausgeschwemmt werden kann.

In der Signaturenlehre signalisiert leuchtendes Gelb, dass die Goldraute die Stimmung aufhellt – eine gute Botschaft für depressionsgefährdete Diabetiker.

Übrigens: Im Heiligen Köln gilt auch Kölsch als Nierenspülmittel. Da das Bier in reagenzglaskleinen Gläsern ausgeschenkt wird, scheint etwas dran zu sein.

Grüntee (Camellia sinesis)
Model-Möger

Models, die schön bleiben wollen; Models, die schlank bleiben wollen, sie lieben ihn heiß und innig, den Grüntee. Aber der nicht-fermentierte Tee ist nicht nur ein hippes Wellness-Getränk, sondern seine Catechine (beim Fermentieren für den Schwarztee werden sie zum großen Teil chemisch umgewandelt) stärken das Immunsystem, sollen sogar Krebs vorbeugen.

Diabetiker schätzen, dass der grüne Tee die insulinproduzierenden Zellen schützt, das Insulin besser wirken lässt und die Ausschüttung von Glukose aus der Leber bremst, was gut ist: Denn Zucker, der nicht im Blut zirkuliert, muss auch nicht gezähmt werden. Wirksame Dosis: Eine Tasse.

Werner Merten vom Münchner „Tea House" ist einer der besten Teehändler in Deutschland, gerade auch für Grüntee. Das Besondere: Er bringt von seinen Reisen zu allen wichtigen Anbaugebieten ganz spezielle Tees mit.

Holunder (Sambucus nigra)
Medizinbaum

Als „Medizinbaum der kleinen Bauern" wurde im Mittelalter der Holunder gepriesen. Alles an ihm wurde verwendet: Blätter, Rinde, Stamm, Wurzel. Besonders segenseich ist der „Holler" als Fiebersenker, auch werden Entgiftungskräfte mobilisiert, was den Körper schneller wieder fit macht.

Für Diabetiker ist der Sambucus nigra eine unschätzbare Quelle natürlicher Vitamine und sekundärer Pflanzenstoffe; wie etwa das bei Zucker oft fehlende B1, was Herzrhythmusstörungen vorbeugt. Auch schlummern in dem bis zu sieben Meter hohen Baum das antioxidative Flavonoid Quercetin, das den Kreislauf stabili-

Fünf Therapien

siert, die Augen schützt – ebenso wie das Provitamin A, das ebenfalls die Sehkraft stärkt. Nicht zu vergessen das gefäßschützende antioxidative Vitamin C.

Sanft stoffwechselanregend und entwässernd wirken Holunderblüten, weshalb sie die Rheumabehandlung ergänzen.

Was beim Holunder wirkt, ist oft bitter – wie bei vielen Heilpflanzen. Deshalb wird Präparaten oft viel Zucker zugesetzt, was die Heilwirkung konterkariert. Besser sind Tees aus den Blüten.

Johanniskraut (Hypericum perforatum)
Seelen-Licht

Ein „Arcanum", ein Universalheilmittel, nannte der Mediziner Paracelsus das Johanniskraut. Eine richtige Beobachtung, denn das Hypericum fördert die „Lichttherapie von innen", hellt die Stimmung auf, ist ideal bei leichten Depressionen, bei Angstzuständen, wobei

---

Metformin-Pflanze Cocolmeca
Im Urwald schlummert Heilung

Im Urwald von Mexiko suchte ich mit dem Bonner Pharmazeuten und Phytochemiker Dr. Helmut Wiedenfeld nach Pflanzen, die bei Diabetes helfen. Auf Einladung der Universität von Mexiko City nahm ich mit Studenten an einer Expedition teil – und wir gruben die kiloschwere Wurzel einer Pflanze mit dem indianischen Namen Cocolmeca aus.

Botanisch hört die Stechrindenart auf den vieldeutigen Namen Smilax moralensis – und wie das so ist mit der Moral, hat sie mehrere Seiten: Die „moralische" Wurzel befeuert sowohl die Liebeslust – und hilft auch bei deren möglichen Folgen, etwa Syphilis.

Aber uns haben natürlich andere Wirkungen interessiert, etwa gegen die viele Diabetiker plagende Gicht, gegen Entzündungen – und natürlich zur Blutzucker-Balance. Denn die Cocolmeca lässt das Insulin besser wirken – und zwar ähnlich wie unser Diabetes-„Arbeitspferd", das Medikament Metformin.

Noch ist es ein weiter Weg, bis aus der Wurzel ein vergleichbares Medikament wird. Aber es lohnt sich, die **Urwälder als größte Apotheke der Welt** zu schützen. Denn Dr. Wiedenfeld, der seit Jahren im Urwald unterwegs ist, an der Universität von Mexiko City lehrt, schätzt die Zahl der Heilpflanzen allein in Mexiko auf rund 5 000 (im Vergleich zu rund 600 bei uns) – und ein Großteil ist noch nicht erforscht.

Leider sind die „modernen" Mexikaner auch nicht viel klüger als wir – und vertrauen statt auf ihre traditionelle Medizin lieber den Pharmaverlockungen. Das erfuhr ich, als ich bei der Curandera, der Heilerin Petra Garcia Castrano, war. Sie gab mir Flor de Manita, die „Handblume", die gut für Herz und Nerven ist.

„Früher kamen die Menschen mit ihren Krankheiten zu mir, und ich habe sie mit Pflanzen geheilt", klagt die Curandera, „heute wollen sie Tabletten."

Ich bin sicher, die Menschen werden sich wieder ihrer medizinischen Tradition besinnen.

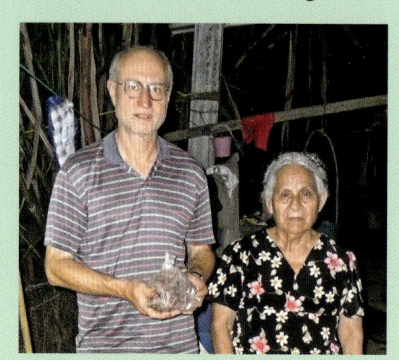

Heilt pflanzlich:
Curandera Garcia Castrano

auch körperliche Folgen der „Seelenstürme" kuriert werden, wie Nervenreizungen und Rückenschmerzen.

Wie das genau funktioniert, ist nicht wirklich erforscht. Aber ist das so wichtig? Wichtig ist doch, dass eine Pflanze mit ihren vielfältigen Wirkstoffen ganzheitlich heilen kann.

Menschen mit Diabetes schätzen auch die wundheilende Kraft des Gelbblühers. Selbst bei infizierten Knochenwunden, die es gerade auch bei Diabetes gibt, sollen damit Heilerfolge möglich sein.

Wer schlecht schläft, bereitet sich ein Schlafkissen aus Johanniskraut, Melisse, Hopfen und Lavendelblüten.

Kletterrebe (Gymnea silvestre)
Zucker-Zerstörer

Seit über 2 000 Jahren werden in Indien die Blätter dieser sich bis zu 30 Metern an den Bäumen hochrankenden Rebe gegen den Diabetes genutzt. Was die Ayurveda-Medizin an dieser Pflanze besonders schätzt: Sie verstärkt die Insulinproduktion, lässt das Hormon besser wirken und sorgt außerdem noch dafür, dass die Kohlenhydrate des Essens nicht so schnell in die Blutbahn gelangen. Unter den hier vorgestellten Pflanzen sicher diejenige, die ein „Medikament" ist.

Bei uns gibt´s die Pflanze leider nicht frisch, was schade ist, denn sie hat noch einen interessanten „Nebeneffekt": Das Kauen der Blätter blockiert den Geschmack für Süßes, weshalb sie auch „Zuckerzerstörer" heißt. Müsste vor jeder Schule verteilt werden, wo die Schüler gerne Cola trinken. Wirksame Dosis: 400 mg pro Tag.

Kaktusfeige (Opuntia)
Aspirin-Analogon

Eine große „Karriere" als Zuckersenker sagen Experten vor allem den Früchten des Nopal-Kaktus voraus. So bewirken die Flavonoide im roten Farbstoff der Früchte eine Milderung der Insulinresistenz – das zuckersenkende Hormon kann also besser wirken. Auch lässt sich das Cholesterin senken und Entzündungen werden mit einem Aspirin-ähnlichen Effekt gehemmt.

Die wasserbindenden Ballaststoffe können im Darm Zucker und Fett einschließen – und so die Nährstoffaufnahme verlangsamen. Zusammen mit Bohnen und Tomaten lässt sich daraus eine gute Suppe kochen. Wirksame Dosis: Etwa 250 Gramm pro Tag.

Kakao (Theobroma cacao)
Bitte bitterer!

Ein gesunder Genuss ist der Kakao, der bei uns vor allem in der Schokolade zu finden ist. Dabei ist die Wirkung umso höher, je höher der Kakaogehalt ist. Weiße Schokolade ist wirkungslos, ab 80 Prozent sind in klinischen Studien deutliche Effekte nachweisbar, wie etwa durch die Polyphenole ein Aspirin-ähnlicher Schutzeffekt auf die Blutgerinnung.

Die Kakao-Medizin der Azteken senkt den Blutdruck, den Cholesterinspiegel – und die sekundären Pflanzenstoffe mindern den oxidativen Stress von Leber- und Muskelzellen, so dass das Insulin auf segensreiche Weise die Glukosemoleküle in die Zellen bitten darf.

„In Maßen genossen ein gesunder Genuss", schreibt Prof. Hubert Kolb. Darauf vier Stückchen von der 99-Prozentigen. Aber nicht „essen", sondern langsam schmelzen lassen – und einen tanninreichen Roten dazu „schlotzen".

Vorsicht: Weil viele Menschen Schokolade mit hohem Kakaogehalt zwar aus Gesundheitsgründen kaufen, aber nicht mögen, haben bauernschlaue Hersteller wie Lindt viele gesundheitlich wichtige, also bittere Stoffe entfernt – und schreiben verschämt „mild" auf die Packung. Aber nur bei „herb" ist die Gesundheit drin.

Knoblauch (Allium sativum)
Stink-stark

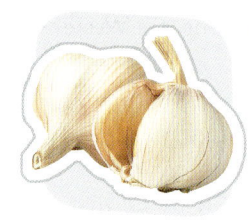

Er wirkt, weil er stinkt, der Knoblauch. Ein uraltes, weltweit geschätztes Heilmittel, das schon die alten Ägypter kannten – und den Arbeitern gaben, damit sie beim Bau der größenwahnsinnigen Pyramiden nicht vom Sumpffieber dahingerafft wurden. Das stark riechende Allicin des Knoblauchs und weitere Schwefelverbindungen bekämpfen Entzündungen, senken die Blutfette, wirken also gegen Arteriosklerose. Auch ist der „Stinker" ein veritabler Blutdrucksenker – und Hochdruck ist ein typischer „Diabetes-Begleiter".

Beim Knoblauch werden Effekte für eine verbesserte Insulinproduktion und eine bessere Wirkung des Insulins vermutet, die bei diabetischen Tieren sehr deutlich festzustellen sind. Ähnliche Wirkungen sind auch beim Menschen zu erwarten. Teilweise an die Wirkung von Penicillin kommt die stinkende Knolle heran, und sie bekämpft sogar Darmpilze.

Wirksame Dosis: Eine bis drei rohe Zehen am Tag. Meine Oma hat sich nicht mit einzelnen Zehen aufgehalten, sondern täglich zur ganzen Knolle gegriffen. Dazu eine halbe Flasche trockener Weißwein. Sie ist bei bester Gesundheit über 90 Jahre alt geworden.

TDM Traditionelle Deutsche Medizin

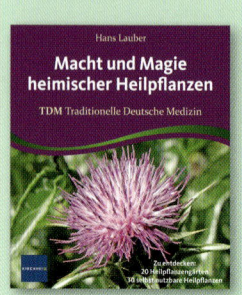

„TDM Traditionelle Deutsche Medizin", Kirchheim-Verlag, 160 Seiten, 19,90 €

Heimische Heilpflanzen bilden die Basis meines Buches „TDM Traditionelle Deutsche Medizin". In einer „Hausapotheke" stelle ich 30 heimische Heilpflanzen vor, die sich selbst nutzen lassen. Ein „Heilkundeatlas" führt zu 40 Heilpflanzengärten.

In fünf Elemente teile ich die von mir entwickelte TDM ein: Naturmedizin, Klostermedizin, Pflanzenpfarrer, Homöopathie und Apothekenmedizin.

Ausführlich porträtiere ich unsere großen Heilkundigen wie Hildegard von Bingen und Sebastian Kneipp, dessen „Fünf Elemente der Gesundheit" sich wie eine Anleitung zur Diabetes-Prävention lesen.

„Das Jäten ist Zensur an der Natur"

Oskar Kokoschka

Löwenzahn (Taraxacum)
Germanen-Ginseng

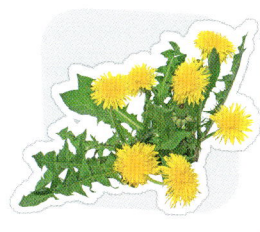

„Als Ginseng des Westens" preist Ursel Bühring, die Gründerin der Freiburger Heilpflanzenschule, den gezackten „Löwen". Bitterstoffe sind wesentlich für die Heilwirkungen des Löwenzahns verantwortlich. Denn sie regen den Gallenfluss an, sorgen so für das Ausleiten von Giftstoffen aus der Leber. Die Aufnahme von vitalisierendem Eisen ins Blut befördern ebenfalls die Bitterstoffe, die auch das Herz kräftigen.

Die leberstärkende und nierenspülende Wirkung hilft auch bei den großen Volkskrankheiten Arthrose und Rheuma. Vor allem in den Blättern ist viel herzstärkendes Kalium, dessen harntreibende Wirkung sogar kleine Nierensteine ausspülen kann. Diabetiker profitieren im Herbst von der Wurzel, die dann besonders viel Inulin enthält, eine Kette von Kohlenhydraten, die als löslicher Ballaststoff dem Körper, insbesondere der Darmflora, gut tut.

„Einfacher, günstiger und preiswerter" geht es nicht, lobt Ursel Bühring die Naturmedizin Löwenzahn. Wer die Blätter selbst sammelt, mischt sie am besten unter den Kartoffelsalat – und wird gesund durch Genuss.

Sauerkraut (Brassica oleracea)
Krauts Kraft

Ausgerechnet das deutscheste aller deutschen Gerichte, wegen dem uns die Engländer abschätzig „Krauts" nennen, wirkt sich positiv aus bei der wichtigsten Zivilisationsstörung, dem Diabetes. Dabei helfen neben der Säure auch die vielen Ballaststoffe dabei, dass eine positive Wirkung für den Blutzucker eintritt.

Ob der sauer vergorene Weißkohl, also das Sauerkraut, vielleicht sogar einen direkten Einfluss auf den Blutzucker hat, darüber sind sich die Forscher nicht einig. Einig sind sie sich allerdings darüber, dass eine dazu gegessene fette Schweinshaxe mit Knödeln die positive Wirkung des Krauts zunichte macht.

Wirksame Dosis: Eine Portion. Wacholderbeeren im Kraut stärken das Immunsystem und bekämpfen Entzündungen.

Spitzwegerich
Penicillin vom Acker

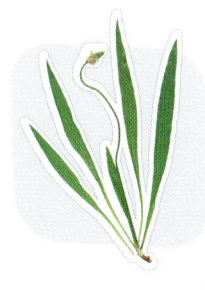

„Der Wegerich ist aber unstreitig das erste und häufigste aller Heilkräuter", lobt der Schweizer Kräuterpfarrer Johann Künzle. Vor allem als frischer Pflanzensaft wirkt der „König der Wege" (so die Übersetzung des Namens aus dem Indogermanischen) stärkend, das Immunsystem kräftigend. Unschlagbar ist das überall wachsende Kraut mit seinen Lanzettenblättern bei Reizhusten. Seine Schleimstoffe dämpfen den Hustenreiz, die Gerbstoffe wirken zusammenziehend.

Auch bei offenen Wunden bewährt sich der Spitzwegerich. Denn in ihm schlummern als sekundäre Pflanzenstoffe: entzündungshemmendes Acetosid und antibakterielles Aucubin, das in seiner Wirkung an Penicillin heranreicht.

Wichtig: Beim Aufkochen verlieren die Schleimstoffe ihre Wirksamkeit. Deshalb ein Mazerat, einen Kaltwasserauszug, herstellen. Auf jeden Fall gehört der „König der Wege" zu den besten Heilmitteln der „TDM Traditionelle Deutsche Medizin".

Stevia (Stevia rebaudiana)
Schlanke Süße

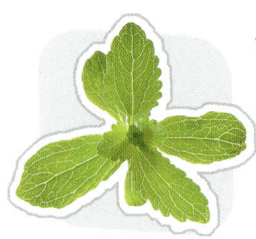

Welch eine Posse! Jahrelang torpedierte eine bizarre Lobbytruppe aus Zuckerkonzernen, Süßstoffproduzenten und Gesundheitsbedenkenträgern die Zulassung eines gerade für Diabetiker segensreichen Süßungsmittels: Stevia. In ganz Südamerika, in ganz Japan werden seit Jahrzehnten ohne Probleme die Blätter der aus Südamerika stammenden Pflanze verwendet.

Doch nun ist der Widerstand gebrochen, die Pflanze weitgehend zugelassen – wobei ausgerechnet Konzerne wie Cola Druck gemacht haben, denn sie haben gemerkt, dass die Tage ihrer mit Zucker übersüßten Brausen zu Ende gehen. Denn schnell ins Blut schießender Zucker ist, auch wenn viele das Gegenteil behaupten, die Hauptursache für die grassierende Diabetes-Epidemie.

In **„Schlemmen wie ein Diabetiker"** haben Prof. Hubert Kolb und ich schon 2004 die Stevia als empfehlenswertes Süßungsmittel vorgestellt, weil es gerade für Diabetiker ideale Eigenschaften hat.

Es wird sanft die Insulinproduktion gesteigert; es wird die Ausschüttung von Glukose aus der Leber gedämpft; die Insulinresistenz wird gemildert; das Hormon Insulin kann wieder besser wirken; der Blutdruck wird leicht gesenkt. So lässt sich jetzt süßen – und gleichzeitig schlank bleiben.

Löst nun Stevia alle Probleme? Nein! Denn wer jetzt alles mit Stevia süßt, bleibt im „Süßmodus", bleibt also auf Süß gepolt – und konsumiert dann mit großer Leichtigkeit auch Zuckergesüßtes, gerne auch mit dem schlitzohrigen Argument der Eigenbelügung: „Aber ich habe doch das meiste mit Stevia gesüßt."

Auch schmecken die jetzt gehandelten Stevia-Auszüge, das Steviosid, mir immer leicht „metallisch". Ich bevorzuge die frischen oder die getrockneten Blätter der Pflanze, die bei uns sehr gut wächst. In „Schlemmen wie ein Diabetiker" finden Sie ein Rezept für ein Stevia-gesüßtes Ketchup, das sehr gut schmeckt.

Thymian (Thymus vulgaris)
Naturapotheke

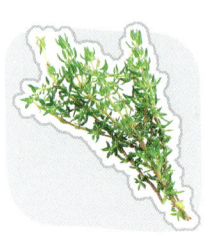

Sind so kleine Blättchen dran. Sind so große Wirkungen drin! Der kleinblättrige Thymian bekämpft ein Grundübel vieler Diabetiker, das den Zucker wie selbstverstärkend immer wieder befeuert: Entzündungen, wie etwa eine permanente Bronchitis, wie etwa Rheuma.

Eine bewährte Naturapotheke ist hier der Thymian. Bei Bronchitis, schweren Katarrhen, sogar bei Asthma stiftet der Thymus vulgaris mit seinen spasmolytischen, also krampflösenden Ölen wie etwa dem Thymol, heilenden Nutzen. Bei Rheuma werden entzündungshemmende Salben zur Förderung der Durchblutung gerne genutzt.

Aber auch die gestresste Seele besänftigt der Thymian – und permanenter Stress ist ja auch ein Diabetes-Auslöser. Am besten beruhigt ein Thymian-Bad mit seinen ätherischen Ölen.

Zimt (Cinnamomum cassia)
Zahmer Zähmer

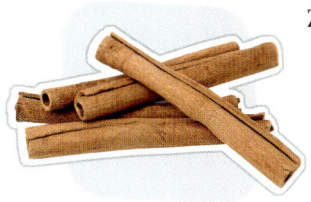

Zähmt er nun den Zucker der Zimt, oder zähmt er ihn nicht? Über keinen natürlichen Blutzucker-Balancierer wird so leidenschaftlich diskutiert. Das liegt aber ganz stark an vielen Anbietern von Zimt-Produkten, wo durchaus der Eindruck erweckt wird, es handele sich um ein Medikament; möglicherweise gar eines, das „richtige" Tabletten ersetzt.

Das ist natürlich Unfug! Zimt ist wie die meisten hier aufgeführten Pflanzen (mit Ausnahme der Kletterrebe) ein natürliches Mittel, das eigene Anstrengungen unterstützt. Wer also klug isst, sich ertüchtigt, dem helfen die Polyphenole des Cinnamomum auf sanfte Weise, das Insulin besser wirken zu lassen.

Was aber auf jeden Fall hilft, ist ein selbst gebackener Kuchen aus den Zucker-Zähmern Kakao, Erdmandeln, Zimt, leicht gesüßt mit Stevia. Mit Freunden in trauter Runde genossen, dazu ein Glas trockener Portwein getrunken – und sich an die Worte des Kölner Arztes Dr. Magnus Heier im „Kölner Stadtanzeiger" erinnert:

„Die Stimmung hat einen erheblichen Einfluss auf die Gesundheit: Sie verändert das Immunsystem, Herz- und Kreislauf, ja sogar die Schmerzwahrnehmung wird messbar verbessert, wenn man glücklich ist." Glück macht gesund!

Wo Heilendes wächst

40 Heilpflanzengärten stelle ich in „TDM Traditionelle Deutsche Medizin" vor. Dazu gehören:
Apothekengarten in Seligenstadt, wo die Pflanzen nach Indikationen angeordnet sind, wie etwa „Schmerzen".
Botanischer Garten Frankfurt mit über 500 vom Aussterben bedrohten Pflanzen, wie etwa das bei Gicht eingesetzte Löffelkraut.
Aromagarten Syringa bei Singen, wo 400 Pflanzen nach charakteristischen Düften gruppiert sind, etwa aromatisch-angenehme wie Levkojen.
Strabo-Garten auf der Insel Reichenau, der erste Kloster-Garten in Deutschland, der nach dem Gedicht Hortulus angelegt ist.
Weleda-Garten in Schwäbisch-Gmünd mit Pflanzen der Homöopathie und der anthroposophischen Medizin.

Prof. Dr. Hubert Kolb

studierte Biologie und Immunbiologie an der Universität Konstanz, wo er sich auch habilitierte. Er ist ein ausgewiesener Experte für Autoimmunerkrankungen, wie etwa Typ-1-Diabetes, wo er sich besonders mit der Rolle von Entzündungen als Krankheitsauslöser beschäftigt. Am Deutschen Diabetes-Forschungsinstitut der Universität Düsseldorf leitete er den Bereich Immunologie.

In den letzten Jahren hat sich Prof. Kolb verstärkt mit Inhaltsstoffen der Nahrung und ihrer Wirkung auf die Gesundheit beschäftigt – und dafür die Firma evalomed, Institut für Gesundheitsforschung GmbH, gegründet.

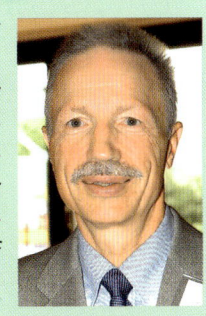

Erforscht natürlich-funktionelle Diabetes-Heilmittel: Prof. Dr. Hubert Kolb

Fünf Therapien

Wie Heilpflanzen bei Diabetes helfen

Heilpflanzen sind keine Medikamente, ersetzen keine Medikamente! Sie wirken sanft, sie wirken indirekt. Deshalb bedeutet ein „X" lediglich: Die Pflanze kann helfen, sie unterstützt eigene Aktivitäten. Sie wirkt wie ein Katalysator, der Prozesse im Körper ermöglicht oder beschleunigt. Aber der beste Helfer sind Sie selbst: Durch die Änderung des Lebens!

Wirkprinzip	**B**essere Insulinwirkung	**M**ehr Insulin	**W**eniger Kohlenhydrate	**W**eniger Entzündungen
Aloe	X	X		X
Beinwell	X	X		X
Bittergurke	X	X		
Bockshornklee	X	X	X	
Brennnessel		X	X	X
Erdmandel			X	
Goldrute				X
Grüntee	X			
Holunder				X
Johanniskraut				X
Kletterrebe	X	X	X	
Kaktusfeige	X	X		
Kakao		X		
Knoblauch	X	X		
Löwenzahn	X		X	
Sauerkraut	X			
Spitzwegerich				X
Stevia	X	X		
Thymian				X
Zimt		X		

Heilpflanzen

„Lauber´s Diabetes-Garten" in Basel und Frankfurt
Original und „Ableger"

Seit 2007 gibt es in Riehen bei Basel einen Garten mit über 30 zuckerbalancierenden Pflanzen. Im Jahr 2012 kam als „Ableger" ein zusätzlicher Garten in Frankfurt dazu.

Es war eine Premiere: In der „Gärtnerei am Hirtenweg" in Riehen bei Basel baute ich 2007 mit den beiden Ökogärtnerinnen Katharina Bucher und Bina Thürkauf „Lauber´s Diabetes-Garten" auf – der erste Garten, der sich ausschließlich auf Pflanzen spezialisierte, die sich bei Diabetes bewähren. Da wachsen direkte Blutzucker-Balancierer, wie etwa Bockshornklee oder Geißraute. Es gibt in dem Schaugarten mit seinen über 30 Pflanzen aber auch dem Diabetiker frommende Gemüse wie Topinambur und Kräuter, die Begleiterkrankungen bekämpfen, wie blutdrucksenkenden Knoblauch.

Auf Einladung vom Prof. Dr. Kristian Rett, Chefarzt Diabetologie, entwickelte ich für das Krankenhaus Sachsenhausen einen zweiten „Lauber´s Diabetes-Garten", einen „Ableger". Auch hier werden die bewährten „Zucker-Zähmer" angepflanzt, aber mit einem erweiterten Konzept: Die Pflanzen kommen in „Themenbeete", wie etwa „Insulin-Verbesserer", etwa Grüntee; oder „Entzündungshemmer", etwa Thymian; oder „Dickmachbremser", wie etwa Fenchel. Aber natürlich auch „Vitalisierer" mit der berühmten Frankfurter „Grüne Soß".

Spannend an dem Frankfurter Garten ist zum einen die Lage mitten in Frankfurt auf einer wunderbaren Fläche direkt hinter einem der großen Frankfurter Museen. Dann das renommierte Krankenhaus, wo Prof. Carl von Noorden Europas erste Diabetes-Klinik einrichtete. Heute gehört das Krankenhaus dem Deutschen Gemeinschafts-Diakonieverband an, weshalb auch Diakonissen im Haus tätig sind, was mir besonders liegt – und ich war heilfroh, als der Oberin Schwester Johanna mein Konzept gefiel.

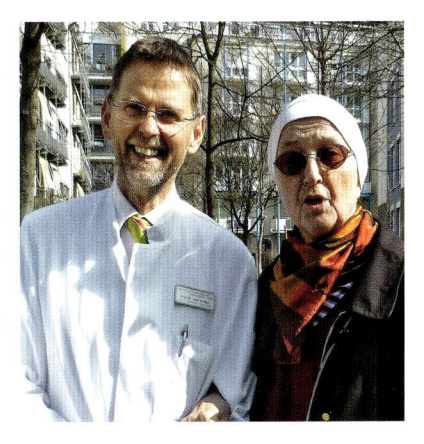

Garten-Gründer: Prof. Kristian Rett, Schwester Johanna

Während der Garten in Riehen immer besichtigt werden kann, ist der Frankfurter Garten nur bei speziellen Führungen zugänglich, denn er ist Teil eines Erholungssparks für Patienten und Personal. Auch der Garten in Frankfurt ist ein Lerngarten, es werden also keine Pflanzen verkauft, genauso wie in Riehen. Allerdings haben die beiden Gärtnerinnen viele Diabetes-Pflanzen in ihrem Angebot, etwa Bockshornklee und Stevia.

www.hirtenweg.ch

Katharina Bucher, Bina Thürkauf vom Garten in Basel, um den sich Gärtnerin Christine Linsenmann kümmert. Danke!

Fünf Therapien

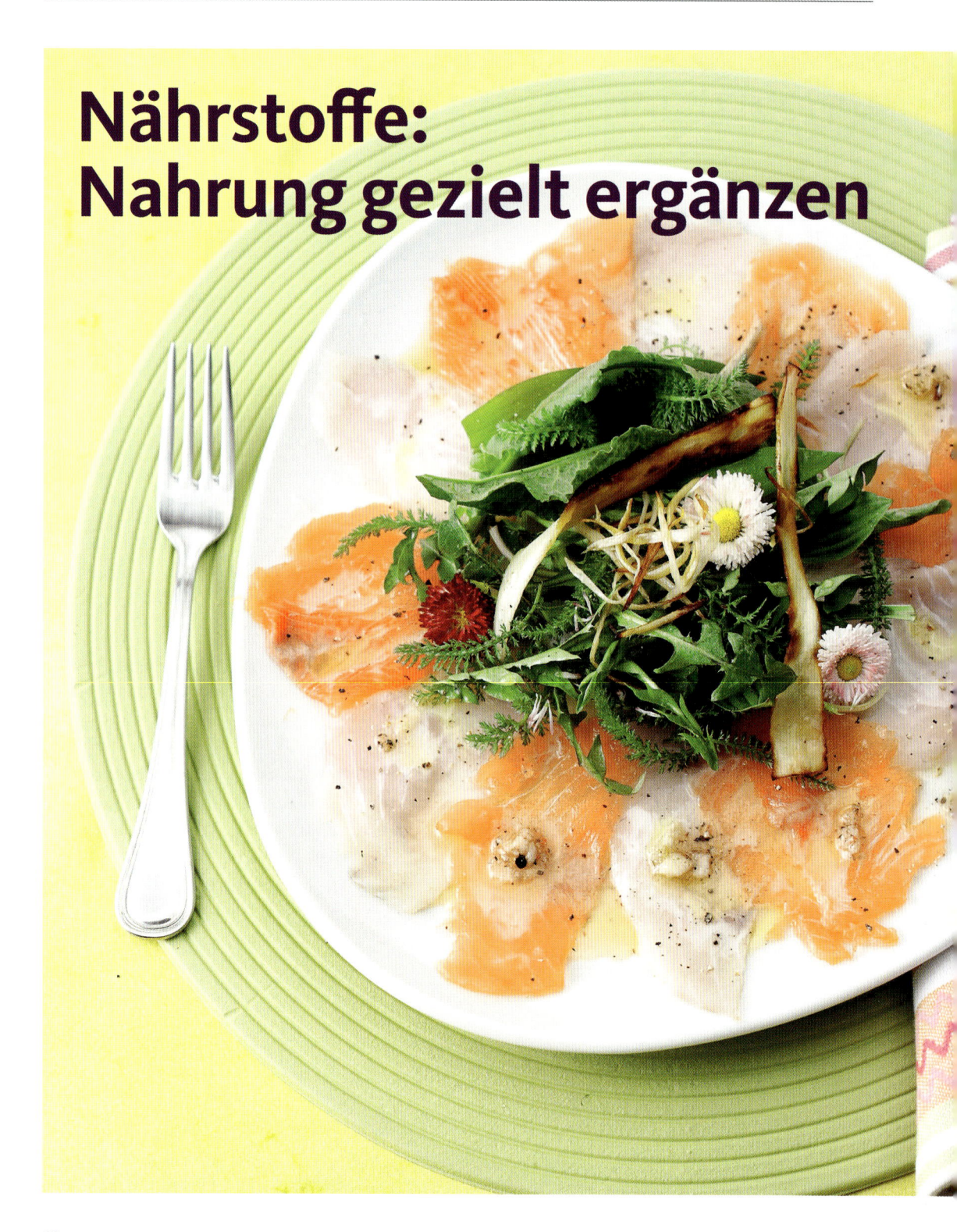

Nährstoffe:
Nahrung gezielt ergänzen

Diabetes-Verstärker: Diabetes

Skeptisch stehen viele Ärzte der Orthomolekularen Medizin mit ihren Vitaminen und Mineralien gegenüber. Teilweise zu Recht, denn die meisten Menschen scheinen ausreichend versorgt zu sein, wobei Untersuchungen oft das Gegenteil bestätigen. Aber ausgerechnet die Diabetiker, die diese Stoffe ganz besonders benötigen, haben teilweise einen Vitalstoff-Status wie die Seefahrer des Mittelalters, denen das lebenswichtige Vitamin C fehlte.

Um bis zu 60 Prozent erniedrigte Werte bei Diabetikern im Vergleich zu Gesunden beklagt der Düsseldorfer Diabetes-Forscher Prof. Dr. Hubert Kolb. So fehlt oft das „Zuckervitamin" B1, was Herzprobleme verstärken kann. Grund dafür ist laut Prof. Kolb, dass durch den Diabetes das Vitamin um bis zu 20-mal schneller ausgeschieden wird. Auch bei Chrom gibt es gerade bei Diabetikern wegen stärkerer Ausscheidung über die Niere oft Mangelzustände, was dazu führt, dass das Insulin nicht ausreichend in der Lage ist, die Glukose in die Zellen zu schleusen, der Blutzuckerspiegel steigt an, was wiederum den Chrommangel beschleunigt – so dass der Diabetes den Diabetes quasi verstärkt. Aber auch bei den Vitaminen C und D, bei Magnesium, Zink, und Selen sieht der Forscher Defizite.

Durchbrechen lässt sich dieser Teufelskreis auf zwei Arten: Zum einen durch eine Zufuhr der Vitalstoffe von außen, nach allgemeiner Empfehlung, oder noch besser nach vorhergehender Messung im Blut, um anschließend Mineralien und Vitamine gezielt zu supplementieren.

Der Königsweg ist aber auch hier eine genussvolle Ernährung – wobei gerade bei Mineralien und Vitaminen die Fische eine unerschöpfliche Vitalstoff-Quelle bilden – die Nahrungsergänzung aus der Natur.

Im frischen Fisch schlummern zellschützende B-Vitamine, insulinstimulierende Spurenelemente und herzstärkende Omega-3-Fette. Die Wildkräuter verstärken die Wirkung.

Fünf Therapien

Von Vitamin B bis Spurenelement Zink

Zwölf Mikronährstoffe, die bei Diabetes helfen

Eine entscheidende Rolle bei der Blutzucker-Regulierung und den Diabetes-Folgen spielen spezielle Vitamine und Mineralien. Eine Übersicht der wichtigsten – plus Empfehlungen für eine gezielte Ergänzung.

Etwas Besonderes ist die Klösterl-Apotheke mitten in München am Goetheplatz. Denn zur Apotheke gehört eine große eigene Herstellung von Medikamenten – früher eine selbstverständliche Aufgabe jeder Apotheke. Heute werden aber meistens von den grundsätzlich dafür ausgebildeten Apothekern nur ausgewählte Medikamente, etwa Salben, hergestellt. Ganz anders bei Klösterl: Hier fertigen einige Dutzend spezialisierte Fachkräfte eine breite Palette von Mitteln, wie etwa homöopathische Präparate, Arzneien der Naturheilkunde, etwa nach Hildegard von Bingen, und spezielle Nahrungsergänzungen.

Eine Doppelqualifikation besitzt Dr. med. Siegfried Schlett, der stellvertretende Klösterl-Leiter: Er ist sowohl Apotheker als auch Mediziner – was ihm einen besonders guten Einblick bietet, wie sich die einzelnen Medikamente im Zusammenspiel der Körperfunktionen entfalten. Aus seiner Erfahrung heraus hat der erfolgreiche Buchautor und gefragte Referent eine Übersicht wichtiger Mikronährstoffe speziell für Diabetiker zusammengestellt – und er gibt Empfehlungen für die gezielte Ergänzung.

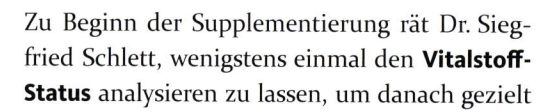

Zu Beginn der Supplementierung rät Dr. Siegfried Schlett, wenigstens einmal den **Vitalstoff-Status** analysieren zu lassen, um danach gezielt zu ergänzen. Speziell empfiehlt er, den Blutwert für Chrom, Kalium, Magnesium, Zink sowie der Vitamine B1, B6 und B12 bestimmen zu lassen – und zwar aus dem Vollblut, was zu präziseren Angaben über den tatsächlichen Status führt, weil die genannten Stoffe vor allem in den Blutzellen konzentriert sind. Eine Ausnahme bildet das Vitamin B12, was aus dem Serum bestimmt wird.

Besonders erfahren in der Vollblutanalyse ist das „Labor Bayer" in Stuttgart. Die bei den einzelnen Vitalstoffen genannten Preise beziehen sich auf Angaben dieses Labors – wobei dazu noch die Kosten für die Blutabnahme kommen. Wer wirklich wissen will, wie „rund" sein Stoffwechsel läuft, sollte die empfohlenen Wert „auf einen Rutsch" bestimmen lassen, was zusammen etwa 100 Euro kostet.

Wichtiger Hinweis: Die Empfehlungen von Dr. Siegfried Schlett basieren auf Leitlinien wichtiger Fachverbände im In- und Ausland (D-A-CH) und die Hinweise zur Nährstoffeinnahme auf Kenndaten zu Vitaminen und Mineralstoffen, die EU-weit gültig sind. Längerfristige Nährstoffeinnahmen, wie sie in diesem Buch empfohlen werden, sollten durch Laboruntersuchungen abgesichert und von erfahrener Hand durchgeführt oder begleitet werden.

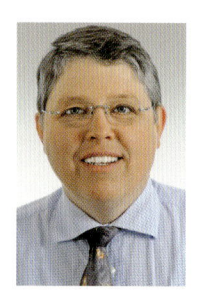

Apotheker und Mediziner: Dr. Siegfried Schlett

Spurenelement Chrom
Dick-Bremse

„Glänzend" geeignet ist das Mineral Chrom, um den Blutzuckerspiegel im Bereich der „Glukosetoleranz" von 80 bis 120 mg/dl zu halten. Denn Chrom bildet zusammen mit Eiweißbauteilen den **„Glukosetoleranzfaktor"**, der darüber entscheidet, wie gut das Insulin seine Aufgabe erfüllen darf: Glukose aus dem Blut als Brennstoff in die Zelle zu schleusen, damit sich der Blutzuckerspiegel im toleranten Bereich bewegt.

Sind die Chromspeicher gut gefüllt, öffnen sich die Zelltüren. Schwächelt die Chromversorgung, zirkulieren die Zuckermoleküle weiter durch die Blutbahnen, es wird noch mehr Insulin ausgeschüttet, die Insulinresistenz wird verstärkt, Übergewicht droht. Auch steht Chrommangel im Verdacht, die Anlagerung schlechter LDL-Fette an die Gefäßwände zu begünstigen, was den Infarkt fördert.

Kleine Ursache, große Wirkung also: Zu wenig Chrom macht dick. Übergewicht ist aber die Hauptursache für Diabetes – und der wiederum begünstigt den Herzinfarkt. Aber Chrom lässt das Insulin nicht nur besser wirken, sondern hilft auch, es besser zu produzieren.

Drei Gründe gibt es, warum Chrom fehlen kann. Erstens: Je älter wir werden, desto schlechter nehmen wir Chrom aus der Nahrung auf. Um so wichtiger ist es, ausgewogen zu essen.

Zweitens: Chronischer Stress führt ebenfalls dazu, dass sich die Chromspeicher leeren – einer der Gründe, warum **Stress ein ganz starker Diabetes-Auslöser ist.**

Drittens: Personen, die regelmäßig Säurehemmer wie etwa Omeprazol einnehmen, können möglicherweise Spurenelemente schlechter verwerten.

Wo ist´s drin? Vollkornbrot, Weizenkeimlinge, Bierhefe, Austern, Leber, Hühnerfleisch.

Gezielte Supplementierung empfohlen nach Dr. Schlett: Vollblut-Chromstatus (Normalwert 0,5 - 3,9 µg/l bei Vollblutanalyse) und einem Wert unter 0,5 µg/l: 200 400 µg Chrom täglich. Empfohlen werden proteingebundene Verbindungen, wie das Chrompicolinat mit 200 µg Chrom pro Kapsel. Kosten Statusmessung: rund 28 Euro.

Mineralstoff Kalium
Blutdruck-Balancierer

Untersuchungen aus den USA (2008) belegen, dass niedrige Kaliumspiegel im Blut das Risiko eines Typ-2-Diabetes steigern. So ist bekannt, dass viele wassertreibende Tabletten (Thiazide) das Diabetes-Risiko erhöhen. Untersuchungen an der John-Hopkins-Universität in Baltimore konnten zeigen, dass nicht das Arzneimittel selber das Diabetes-Risiko ansteigen lässt, sondern der damit verbundene Kaliumverlust.

Da viele Diabetiker oder ältere Patienten gegen ihren zu hohen Blutdruck **„Wassertabletten"** einnehmen, ist eine Kaliumkontrolle plus regelmäßige Kaliumergänzung besonders für diese Gruppe wichtig. Kalium lässt sich relativ einfach einnehmen: Es ist ein Salz, ähnlich wie Kochsalz, und es eignet sich sogar zum Würzen. Unsere westliche Ernährung ist durch das einseitige Salzen mit Kochsalz natriumreich geworden und verdrängt Kalium. Also: Ab und zu den Kalium-Haushalt durch den Hausarzt kontrollieren lassen und mehr auf die Kaliumzufuhr achten, als zu stark salzen. Sinnvoll ist eine an Gemüse und Obst reiche Kost, denn Pflanzen sind überreich an Kalium und haben wenig Natrium. So sind in einem Liter Tomatensaft über zwei Gramm Kalium enthalten. Ein ausgewogener Kaliumspiegel hilft auch, den Blutdruck zu regeln, der bei vielen Diabetikern zu hoch ist.

Ungewöhnlich viel Kalium haben die Blätter des Löwenzahns. Auch Weizen- und Roggenvollkorn, Algen und Nüsse liefern sehr viel von dem Mineralstoff.

Gezielte Supplementierung empfohlen nach Dr. Schlett bei einer Status-Messung im Vollblut und einem Wert von weniger als 1630 mg/l: 100 mg Kalium als Kaliumcitrat 2–3-mal täglich 3–4 Wochen lang und Kontrolle der Werte. Kosten Statusmessung: rund 2 Euro.

Mineralstoff Magnesium
Kraftwerk

Wer Sport treibt, weiß, wie wichtig Magnesium ist: Leeren sich die Speicher dieses Minerals, erlahmt das Kraftwerk Zelle, lässt die Leistungsbereitschaft dramatisch nach, Krämpfe drohen. Auch für Diabetiker ist das Mineral eminent wichtig, denn es ist basisch, dämpft also die Übersäuerung des Körpers, was hilft, Entzündungen einzugrenzen. So wird die Diabetestherapie unterstützt. Bei einer großen Zahl von enzymatischen Stoffwechselreaktionen wird Magnesium als Kofaktor benötigt.

Allerdings: Wird der Magnesiumgehalt im Vollblut untersucht, sind Diabetiker oft erschreckend Magnesium-verarmt, weil dieses Mineral bei Zuckerkranken leichter mit dem Urin ausgeschieden wird. Je weniger Magnesium im Körper ist, desto leichter kann eine Insulinresistenz entstehen. Da es in Europa sehr viel Milch und Milchprodukte gibt, die kalziumreich sind, kommt bei uns in der Regel das Magnesium eher zu kurz. Magnesiumreich und gleichzeitig basisch, also Säure blockend, ist vor allem das Kochwasser von Gemüse und Kartoffeln – weshalb es nicht weggeschüttet werden darf!

Natürlich kommt Magnesium vor in: Vollkorngerste, Naturreis, Weizenkleie, Walnüssen, Mandeln – und Schokolade, natürlich vor allem in der ab einem 80-prozentigen Kakaoanteil.

Gezielte Supplementierung empfohlen nach Dr. Schlett bei einer Status-Messung im Vollblut und einem Wert von weniger als 31 mg/l: 100 mg Magnesium als Magnesiumcitrat 2–3-mal täglich für 3–4 Wochen und dann Kontrolle der Werte. Kosten Statusmessung: rund 2,70 Euro.

Spurenelement Mangan
Sexual-stark

Ein wahres Spurenelement ist das Mineral Mangan. Winzigste Milligramm-Mengen werden pro Tag davon gebraucht. Fehlt diese winzige Menge, stottert die Produktion von Sexualhormonen, dürfen sich freie Radikale zu ihren gefäßschädigenden Raubzügen aufmachen. Auch in der Bauchspeicheldrüse konzentriert sich Mangan, das bei der Insulinproduktion eine Rolle spielt.

Wo ist´s drin? Drastisch vermindert ist die Mangan-Konzentration in Weißmehlen. Gute Quellen sind die Körner des Hafers, des Weizens, der Weizenkeime, aber auch Nüsse und Kakao.

Gezielte Supplementierung empfohlen nach Dr. Schlett: Die Manganwerte im Vollblut liegen bei 7–11,0 µg/l. Substitution bei entsprechenden Laborwerten mit 2–4 mg Mangan als Mangancitrat 1-mal täglich 6 Wochen lang und dann Kontrolle.

Spurenelement Selen
Immun-Macher

Mangelware aufgrund unserer teilweise durch die industrielle LandWIRTSCHAFT ausgelaugten Böden sind zwei Mineralien: Jod, dessen Mangel Übergewicht auslösen kann. Aber auch Selen, welches das Immunsystem stärkt. Auch Selen wirkt basisch – und es hilft, die Funktion der Schilddrüse zu optimieren. Es ist beteiligt an Entgiftungsvorgängen und hilft, die gefährlichen Freien Radikale zu bändigen. Insbesondere Sauerstoffradikale stehen im Verdacht, ein Auslöser des Typ-2-Diabetes zu sein, und sie erhöhen auch das Risiko für Tumore. Selen ist ein essentieller Kofaktor, um diese aggressiven Sauerstoffmoleküle zu neutralisieren.

Natürlich kommt Selen auch wieder in den Fischen vor, aber auch in der Bierhefe, im Quark, und in der Kalbsleber schlummert dieses Spurenelement.

Gezielte Supplementierung empfohlen nach Dr. Schlett bei einer Status-Messung im Vollblut sollte ein Wert von mindestens 100 µg/l Selen erzielt werden, besser sind Werte von >130 µg/l. Man kann Selen als mineralisches Natriumselenit zu sich nehmen (100 µg täglich) oder als l-Selenomethionin mit 100–200 µg täglich. Therapiedauer ca. 3-4 Wochen und Kontrolle der Werte.

Spurenelement Zink
Der Zucker-Zähmer!

Wo immer im Körper der Kampf zwischen gesund und krank ausgetragen wird, ist Zink im Spiel: Das Multitalent schützt die Haut, gibt schönes Haar, entlastet die Leber (vor allem, wenn Alkohol im Spiel ist), stärkt das Immunsystem – und es macht die Augen „scharf", besonders nachts, weshalb nachtaktive Tiere wie der Fuchs noch viel „zinkiger" sind als wir.

Auch bei Zink gilt wieder das **Diabetes-Paradoxon:** Diabetiker brauchen das Spurenelement so dringend wie kaum ein anderes, aber der Zucker führt auch geradewegs in den Zinkmangel – und das hat Folgen: Zink verbessert die Wundheilung und hilft bei Infekt-Anfälligkeit, es wirkt entzündungshemmend und immunstimulierend – und es ist entscheidend für die Blutzuckerregulation.

Sowohl die Insulinbildung wie die Insulinwirkung in und an den Zellen ist zinkabhängig. Die Regulation des Blutzuckers ist bei Zinkmangel erschwert. Deshalb hilft die Optimierung des

„Schönkost"

heißt mein Buch, in dem ich ausführlich alle Vitamine, Mineralien beschrieben habe. Detailliert schildere ich, wie Bitterstoffe schlank machen; wie basische Stoffe chronische Krankheiten zähmen; wie Ballaststoffe Cholesterin binden; wie Antioxidantien schön machen; wie Sekundärstoffe Entzündungen bremsen; welche Proteine Fett verbrennen; welche Fette das Herz schützen; welche Kohlenhydrate den Jo-Jo-Effekt aushebeln.

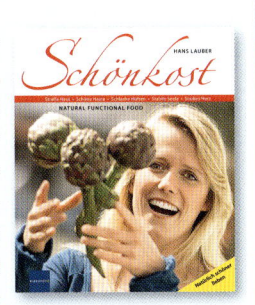

„Schönkost", Kirchheim-Verlag, 256 Seiten, 29,80 €.

„Schönstars, Schlankstars und Vitalstars" weisen den Weg zu den besten Lebens-Mitteln – und alles ist eingebettet in Genussrezepte, die den Rhythmus der Jahreszeiten natürlich auf den Teller zaubern.

„Ein ernährungsphysiologisches Grundlagenwerk, das in die Ausbildung der Köche gehört".
Jean-Marie Dumaine, „Vieux Sinzig"

Wir sind Fisch!

Magie Meer: Dem Meer entstammt alles Leben. Im flachen Ur-Meer hat der Mensch seinen aufrechten Gang erlernt – auf der Suche nach hochwertiger Nahrung, weshalb unser Gehirn ganz stark auf hochwertigen Omega-3-Fetten aufgebaut ist, wie sie vor allem in Meeresfischen zu finden sind. **Meer ist aber auch in uns** – denn unsere Zellen funktionieren nur, wenn sie ein dem Meerwasser ähnliches Milieu vorfinden.

Mineralstoffe schaffen genau dieses für ein vitales Leben absolut notwendige Milieu. Was die enorme Wichtigkeit dieser „Kraftzwerge der Gesundheit" erklärt, deren Relevanz von der offiziellen Medizin oft unterschätzt wird. Zusammen mit den Vitaminen bilden sie das Fundament, auf dem sich die Gleichgewichtsprozesse im Körper entfalten können, die allein ein nachhaltiges Wohlbefinden garantieren.

Jetzt wissen Sie, warum die VitaMineralien jede Therapie im Kampf gegen den Diabetes ergänzen. Jetzt wissen Sie aber auch, warum in praktisch allen Ernährungsratschlägen eines empfohlen wird: Meeresfisch. Denn besonders die fetten Fische sind so etwas wie **„schwimmende Apotheken"**. So strotzen etwa Thunfisch und Makrelen vor Mineralien und Vitaminen – und sie sind reich an gesunden ungesättigten Fetten, welche das schlechte Cholesterin senken, gegen die Arterienverkalkung vorgehen und den Bluthochdruck bekämpfen. Auch enthalten die Omega-3-Fette die Docosahexaensäure, die sogar zur Prävention des Typ-1-Diabetes diskutiert wird.

Offensichtlich fühlen wir uns dann am Wohlsten, wenn in unserem Körper quasi Fische schwimmen könnten.

„Ich genieße es, von Wasser umgeben zu sein. Auf einer psychologischen Ebene mag man das als eine Sehnsucht nach dem Urzustand erklären."

Regisseur James Cameron im „Kölner Stadtanzeiger"

Zinkspiegels, auch Folgekomplikationen an Gefäßen, am Herzen, den Nieren, an Augen und Nerven vorzubeugen, oder/und Übersäuerungen auszugleichen.

Wie wirkungsmächtig Zink ist, zeigen einzelne künstliche Insuline, die mit Zink verbunden werden, um den Wirkungseintritt zu verzögern.

Wo ist´s drin? Gar nicht so leicht aus der Nahrung ist Zink aufnehmbar, weil das Spurenelement etwa in Getreidekörnern an die Phytinsäure gebunden ist, die sich aber Gott sei Dank abbaut, wenn das Getreide keimt. Also, die Getreidekeimlinge in Ehren halten! Gute tierische Quellen sind die Auster und auch Kalbsleber.

Gezielte Supplementierung empfohlen nach Dr. Schlett: bei einer Status-Messung im Vollblut sollte ein Wert von mindestens 5,5 mg/l Zink erzielt werden. Man kann Zink als Zinkorotat oder -glukonat zu sich nehmen (10–20 mg täglich). Therapiedauer ca. 3–4 Wochen und Kontrolle der Werte.

Vitamin B1
Herz-Hilfe

Als das „Zuckervitamin" gilt B1 – weil es ganz stark vor dem „Diabetes-Begleiter" Herzschwäche schützt. So zeigte eine britische Studie 2010, dass Vitamin B1 in einer Vorstufe (Benfotiamin) das Potential hat, Herzerkrankungen vorzubeugen, die in der Folge einer diabetischen Grunderkrankung auftreten. Schon lange wird beobachtet, dass Diabetiker nicht nur wesentlich häufiger einen Herzinfarkt erleiden, sie überleben ihn auch seltener oder erholen sich schlechter davon. Ebenso ist das Risiko für eine Herzschwäche (Herzinsuffizienz) bei Diabetikern mehr als doppelt so hoch wie bei Menschen ohne diese Stoffwechselstörung.

Die englischen Forscher entschlüsselten in ihren Untersuchungen, wie sich der chronisch erhöhte Blutzucker schädigend und schwächend auf das Herz auswirkt: Herzzellen und ihre Vorläuferzellen altern schneller, sterben rascher ab und verfügen über eine schlechtere Regenerationsfähigkeit. Benfotiamin scheint diesen negativen Einfluss zu neutralisieren und die Widerstandsfähigkeit der Herzzellen gegenüber diabetesbedingten Schäden zu verbessern.

Es **aktiviert ein zentrales „Entgiftungs-Enzym"** im Zuckerstoffwechsel und hemmt dadurch die Bildung aggressiver Zucker-Abbauprodukte, die Begleit- und Folgeerkrankungen des Diabetes an Nerven, Blutgefäßen und Organen wie Augen, Nieren und Herz fördern. Allerdings wurde in diesen Studien Benfotiamin in sehr hohen Dosen eingesetzt, die bereits als Arzneimittel gelten.

Das natürliche Vitamin B1 (Thiamin) findet sich vor allem in Sardinen, Lachs und Thunfisch, Vollkornprodukten und in Sonnenblumensamen.

Gezielte Supplementierung empfohlen nach Dr. Schlett von einem B-Komplex, der reich an Vitamin B1 ist (mindestens 30 mg Vitamin B1). Therapiedauer ca. 6 Wochen und dann 3 Monate Einnahmepause. Kosten Statusmessung: rund 40 Euro.

Vitamin B3
Zell-Schutz

Ein weiteres „Kraftpaket" des Körpers ist Vitamin B3, unterstützt es doch die Energiegewinnung unserer Körperzellen. Auch bei zu hohem Blutzucker und einem gestörten Fettstoffwechsel spielt es eine wichtige Rolle, vor allem in seinen beiden Formen der Nikotinsäure und des Niacinamids.

Jeder schlecht eingestellte Diabetes erhöht die Sorbitol-Konzentration in unseren Zellen, was wiederum zur Folge hat, dass der Vitamin-B3-Spiegel sinkt. Damit schwächen wir die Reparaturtätigkeit der Zelle, der Energiehaushalt lahmt und die Nachproduktion von vitalen Stoffen ist behindert. Chronische Entzündungen (Zehen, Blutgefäße), Arteriosklerose und Durchblutungsstörungen (Augenverschlechterung, Nierenstörung) sind die Folge.

Natürliche B3-Vorkommen sind: Mageres Fleisch; Fisch, vor allem Thunfisch (wieder einmal); Wild, Bierhefe.

Gezielte Supplementierung empfohlen nach Dr. Schlett von einem B-Komplex, der reich an Vitamin B3 ist (mindestens 100 mg Nicotinamid, Vitamin B3). Therapiedauer ca. 6 Wochen und dann 3 Monate Einnahmepause.

Vitamin B6
Schön-Schlaf

Viele wichtige Funktionen hat das Pyridoxin, wie das Vitamin chemisch heißt: Der Stoffwechsel der Eiweiße, die aus Aminosäuren bestehen, läuft nur „rund", wenn die B6-Versorgung stimmt, weshalb gerade Fleischfreunde das Vitamin brauchen. Das Vitamin hilft auch, das Bindegewebe zu straffen, was die Haut elastisch hält. Auch bleiben die Nervenbahnen und die Blutgefäße gesund, die gerade bei Diabetes oft angegriffen sind. Unerlässlich ist Vitamin B6, um die in der Leber und den Muskeln gespeicherte Glukose zwischen den Mahlzeiten gezielt freizusetzen, was ungesunde Blutzuckerschwankungen ausgleicht. Zusätzlich unterstützt Pyridoxin die Bildung des roten Blutfarbstoffs Hämoglobin, was die Sauerstoffversorgung verbessert. Auch als Nervenberuhiger gilt das Vitamin, das gerne bei depressiven Verstimmungen eingesetzt wird – und es sorgt für einen guten Schlaf.

Ebenfalls beeinträchtigen zu viel Alkohol und Kaffee die Versorgung mit dem Vitamin, das schlecht vom Körper gespeichert werden kann. Gerade ältere Menschen, die sich vitaminarm ernähren, haben deshalb oft einen zu niedrigen Status dieses Vitamins.

Wo ist´s drin? Äußerst empfindlich reagiert das Vitamin auf Hitze und Licht, weshalb gerade Gemüse schonend zubereitet gehört, etwa als Rohkostsalat. Außerdem findet sich Pyridoxin in Leber, Linsen und in Fischen.

Gezielte Supplementierung empfohlen nach Dr. Schlett bei einer Status-Messung im Vollblut bei einem Wert von weniger als 25 µg/l. Vitamin B6 gibt es in Kapsel- oder Tablettenform mit 25–50 mg/Kps. Eine Kapsel täglich für die Dauer von 3–4 Wochen einnehmen. Kosten Statusmessung: rund 40 Euro.

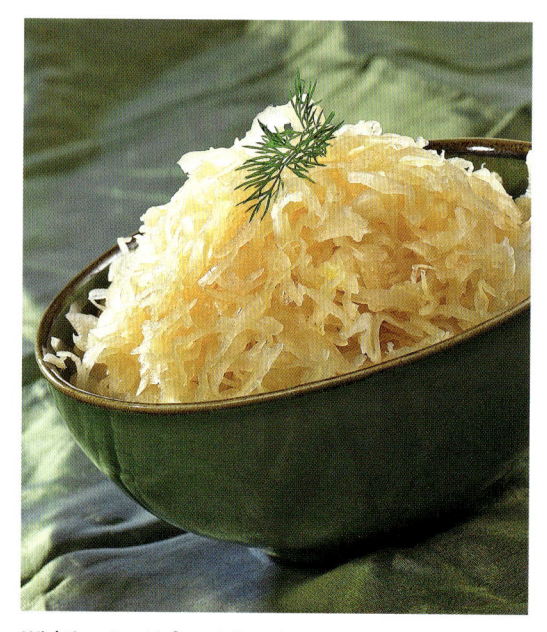

Wichtiger B12-Lieferant: Sauerkraut

Vitamin B12
Nerven-Nahrung

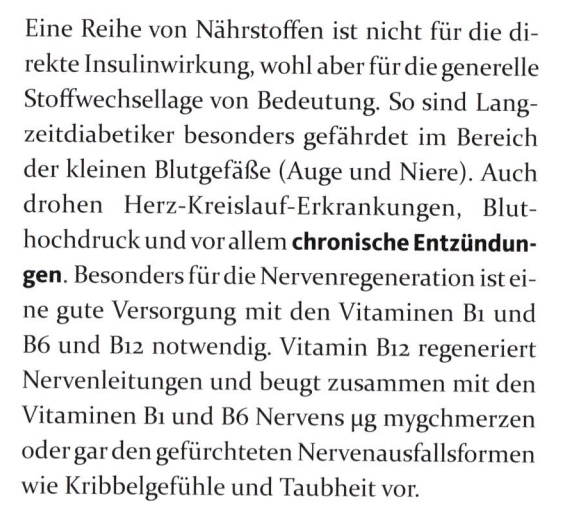

Eine Reihe von Nährstoffen ist nicht für die direkte Insulinwirkung, wohl aber für die generelle Stoffwechsellage von Bedeutung. So sind Langzeitdiabetiker besonders gefährdet im Bereich der kleinen Blutgefäße (Auge und Niere). Auch drohen Herz-Kreislauf-Erkrankungen, Bluthochdruck und vor allem **chronische Entzündungen**. Besonders für die Nervenregeneration ist eine gute Versorgung mit den Vitaminen B1 und B6 und B12 notwendig. Vitamin B12 regeneriert Nervenleitungen und beugt zusammen mit den Vitaminen B1 und B6 Nervens µg mygchmerzen oder gar den gefürchteten Nervenausfallsformen wie Kribbelgefühle und Taubheit vor.

Übrigens: Wer das wichtige Diabetes-Präparat Metformin nimmt, hat oft einen B12-Mangel.

Wo ist´s drin? Bausteine zur B12-Synthese stecken vor allem in rotem Fleisch, in Leber, Makrele, Hering – und natürlich den Austern, den Algen. Aber auch das gute deutsche **Sauerkraut** ist eine wichtige natürliche Quelle für dieses Vitamin.

Gezielte Supplementierung empfohlen nach Dr. Schlett in der körperidentischen Form als Methylcobalamin, dem aktiven Vitamin B12. Man gibt die Tropfen direkt unter die Zunge, wo sie besonders gut aufgenommen werden und direkt in den Stoffwechsel einmünden.

Normalwerte beim Serum-Vitamin B12-Test: 180 - 900 ng/l (bzw. 130–670 pmol/l). Bei einem Wert unter 250 ng/l ist eine tägliche B12-Gabe sinnvoll. Dosis je nach Bedarf zwischen 200 µg und 500 µg für einen Zeitraum von 4–6 Wochen und dann Kontrolle der Blutwerte. Kosten Statusmessung: rund 17 Euro.

Vitamin C
Radikalen-Fänger

Der Superstar unter den Vitaminen liefert den Schlüssel dafür, dass viele Prozesse in unserem Körper reibungslos ablaufen. So sorgt die Ascorbinsäure für eine gesunde Haut, wehrt Infektionen ab und vertreibt Depressionen.

Ein starker Jäger der die Gefäße attackierenden Freien Radikale ist Vitamin C, was besonders für Diabetiker wichtig ist, denn bei ihnen sorgt der durch den oxidativen Stress ausgelöste Schub an Freien Radikalen besonders dafür, dass sich in den Gefäßen gefährliche Plaques ablagern, die einen Infarkt begünstigen können. Den oxidativen Stress im Körper als Folge permanenter Entzündungen löst oft aber auch der tägliche Stress im Alltag aus – etwa durch nachts startende Flugzeuge. Nun ist dieser Stress wiederum ein starker „Vitamin-C-Räuber", was die gefäßschädigenden Wirkungen noch verstärkt.

Alles spricht also für die Ascorbinsäure – gerade bei Diabetes. Nur: Untersuchungen der Vitamin-C-Versorgung bei Diabetikern zeigen oft erschreckende Mangelzustände. Da hilft nur eines: Eine frische und vitale Genusskost.

Wo ist´s drin? In praktisch allen FRISCHEN Gemüsen. Ganz stark in schwarzen Johannisbeeren, Hagebutten, Sanddorn, Äpfeln. Aber auch im Kohl, in Salaten, in der Petersilie und im frisch geriebenen Meerrettich.

Gezielte Supplementierung empfohlen nach Dr. Schlett: Vitamin C kann man als Ascorbin-Säure kaufen oder in der gepufferten Form (Calciumascorbat) die magenverträglicher ist. Man löst 500–1000 mg des Pulvers in Wasser auf und trinkt die Menge über den Tag verteilt. Tägliche Dosis je nach Bedarf zwischen 500 mg und 1000 mg über einen Zeitraum von 4–6 Wochen und dann Kontrolle der Blutwerte.

Vitamin D
Typ-1-präventiv

So wirkungsmächtig wie Zink bei den Diabetes-Mineralien ist Vitamin D bei den Diabetes-Vitaminen. Denn dieser Nährstoff ist fast schon ein Hormon – und er hat folgende Funktionen: Knochenschutz, Grippeschutz, Hautschutz, und es gibt sogar Forscher, die dem Vitamin Krebs-präventive Wirkungen nachsagen. Das kann auch damit zusammenhängen, dass das Super-Vitamin basisch wirkt – und sowohl Diabetes als auch Tumore lieben das saure Milieu.

Durch unsere „moderne" Lebensweise drinnen vor dem Fernseher, vor dem Monitor hat sich ein **breiter Vitamin-D-Mangel in der Bevölkerung** eingestellt. Jüngste Untersuchungen zeigen eine starke Verbindung dieses Mangels mit den weitverbreiteten Stoffwechselerkrankungen. Auch lässt das „Hormon-Vitamin" das Blut besser fließen, mindert Durchblutungsstörungen der Beine, was hilft, die Volkskrankheit Herzinfarkt zu bekämpfen.

Ein Vitamin D-Mangel lässt die Gefahr einer Insulinresistenz steigen und verringert die Insulin-Ausschüttung der Bauchspeicheldrüse, was wohl auch mit dem Ansteigen der „Entzündungsbotschafter" zusammenhängt. Je besser die Vitamin-D-Versorgung ist, desto seltener entsteht ein Diabetes. Die Gabe von Vitamin-D-Supplementen bei bereits bestehendem Typ 2-Diabetes kann die Glukosetoleranz verbessern, die Triglyceride senken, die Gefahr der Insulinresistenz etwas verringern und sogar den systolischen Blutdruck positiv beeinflussen. **Nehmen Diabetiker Glitazone**, die das Osteoporose-Risiko ansteigen lassen, empfiehlt sich auch die Kombination mit dem Vitamin.

Vitamin D3 ist der einzige Nährstoff, bei dem auch **Verbindungen zum Typ-1-Diabetes** bestehen. So ist bekannt, dass Neugeborene, die gut mit Vitamin D versorgt werden, in den nächsten Jahren weniger häufig einen juvenilen Diabetes entwickeln als Kinder, deren Vitamin-D-Status nicht überprüft wurde. Wahrscheinlich hat das Vitamin einen regulierenden Einfluss auf die Immunantwort, gerade auch nach schweren Infekten, die als ein möglicher Typ-1-Auslöser diskutiert werden. Es stabilisiert wohl die Bauchspeicheldrüse gegen den Angriff der Autoimmunerkrankung, welche die Betazellen zerstört.

Da das Renin-Angiotensin-System, das den Blutdruck nach oben treiben kann, durch Vitamin D gehemmt wird, scheint sich Vitamin D auch auf die Langzeitgesundheit und die **Verhinderung von Bluthochdruck** positiv auszuwirken.

Wo ist´s drin? Ausgerechnet so wenig prickelnde Produkte wie Dorschleber und Lebertran strotzen vor Vitamin D. Immerhin ist es aber auch in Hering, Lachs, Sardinen, Kalbfleisch enthalten. In Pflanzen kommt es nur als Provitamin vor, etwa in Kohl, Pilzen, Weizenkeimöl. Daraus baut sich dann der Körper „sein" Vitamin – **was um so besser gelingt, je mehr Sonnenlicht die Haut empfängt.**

Gezielte Supplementierung empfohlen nach Dr. Schlett als Vitamin D3 in Öl gelöst. In dieser Form wird es auch sehr gut unter der Zunge resorbiert. In jedem Fall aber nach einem fettreichen Essen einnehmen.

Häufig liegen in unseren Breiten die Serum-Vitamin D-Werte bei unter 20 ng/ml. Erstrebenswert sind Blutspiegel von mehr als 70 ng/ml. Die tägliche Dosis je nach Bedarf zwischen 500 I.E. und 2000 I.E. über einen Zeitraum von 8 Wochen und dann Kontrolle des Blutwertes.

Viel hilft nicht viel

Auch bei den Nährstoffen gilt diese Weisheit. Zunächst einmal sind die Vitalstoffe gute Baumaterialien, die gerade bei einer länger dauernden Diabetes-Erkrankung knapp werden können. Trotzdem gilt es, auch die Vitalstoffe sinnvoll einzusetzen, denn falsch dosierte Vitamine können auch negative Nachwirkungen haben, wie etwa Studien zu Vitamin E oder Betacarotin zeigen.

Dr. med. Siegfried Schlett ist sich jedoch sicher, dass die von ihm empfohlenen Anwendungen „ungefährlich und in der Regel ohne Nebenwirkungen sind" – vor allem, wenn sie nach einer Analyse des Vitalstoff-Status gezielt eingenommen werden. Wobei er natürlich keine Gewähr für eventuelle Komplikationen übernehmen kann.

Eindrücklich weist Dr. Schlett darauf hin, dass viele Diabetiker immer noch „eklatante Nährstofflücken" haben, weshalb es sich gerade für sie lohnt, die Ergänzung mit Mineralien und Vitaminen besonders aufmerksam zu betrachten.

Aber der erfahrene Apotheker und Mediziner zitiert gerne auch eine Grundregel jeder Medizin: „Viel hilft nicht viel". Eine Regel, die ich gerne aufgreife, weshalb ich bei allen Vitalstoffen auch darauf hingewiesen habe, wo sie natürlich in der Nahrung vorkommen.

Denn die **„essbaren Gesundheiten"** sind nach meinem Naturverständnis immer noch die besten – und die wohlschmeckendsten!

Wie Vitamine und Mineralien bei Diabetes helfen können

Die VitaMineralien sind keine Medikamente, ersetzen keine Medikamente! Sie können wie Katalysatoren helfen, Stoffwechselvorgänge zu ermöglichen, zu beschleunigen; sie können eigene Aktivitäten der Lebensänderung unterstützen. Während die Mineralien direkter in die Blutzuckerregulierung eingreifen, sorgen sich die Vitamine stärker um die „Begleiter" des Diabetes, wie etwa Herzschwäche.

Wirkprinzip	**B**essere Insulinwirkung	**M**ehr Insulin	**W**eniger Herzeleid/ Entzündungen
Chrom	X	X	
Kalium	X		
Magnesium	X		
Mangan	X		
Selen			X
Zink	X	X	X
Vitamin B1			X
Vitamin B3			X
Vitamin B6			X
Vitamin B12			X
Vitamin C			X
Vitamin D	X	X	X

Tabletten: Die medikamentöse Basis

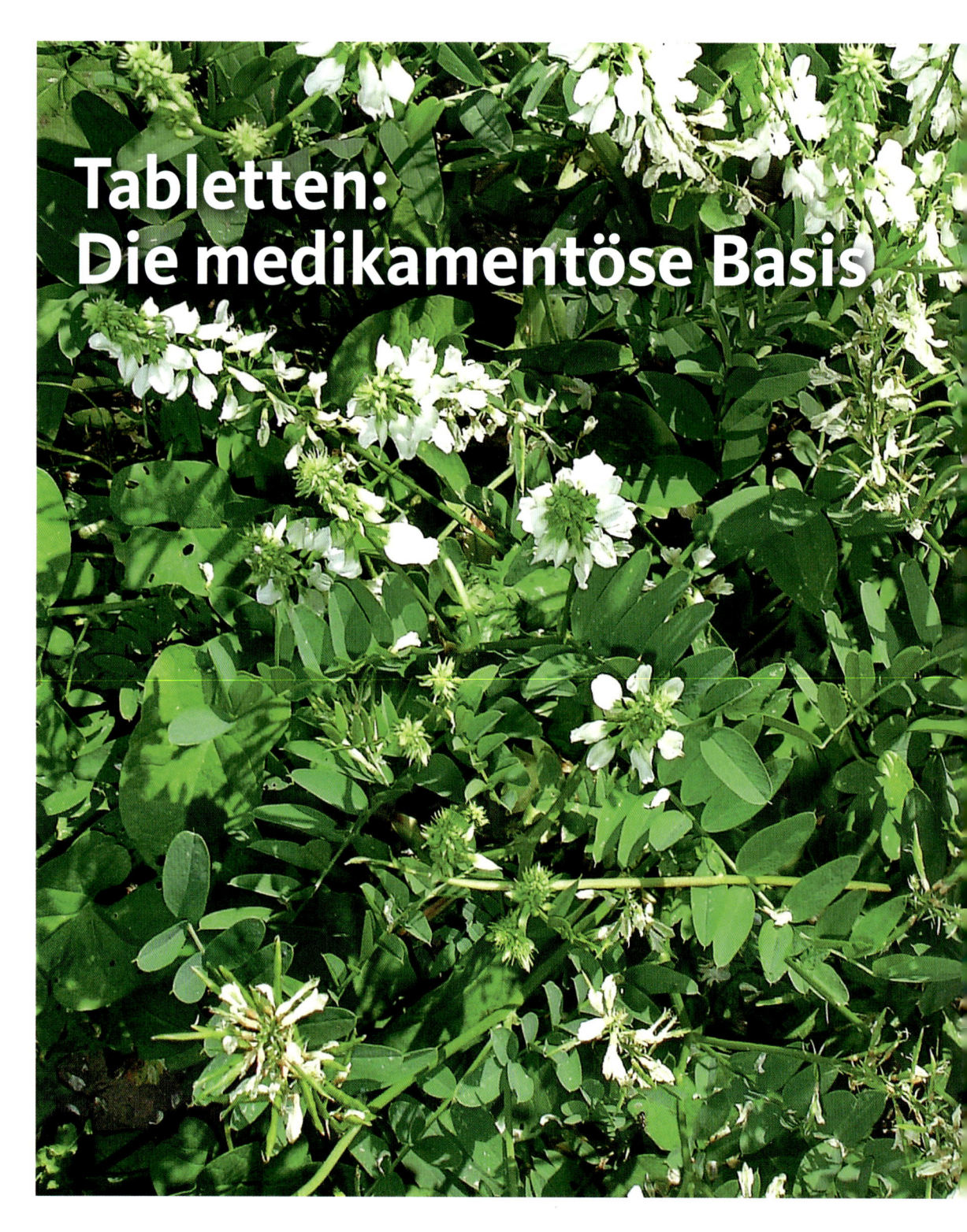

Von der Geißraute zum Metformin

Diabetes ist so alt wie die Menschheit. Vor allem in seiner Ausprägung als Typ-1 war der „Zucker" bis zur Entwicklung des Insulins vor rund 100 Jahren eine tödliche Krankheit. Dagegen spielte der uns heute wie ein Tsunami überrollende Typ-2-Diabetes eine eher untergeordnete Rolle – schlicht weil es das Überangebot an zu süßer, zu fetter Nahrung nicht gab. So war der Lebensstil-Diabetes nach dem 2. Weltkrieg in Deutschland praktisch unbekannt.

Schon immer kannte die Volksmedizin pflanzliche Mittel gegen den „Zucker", wie etwa Brombeerblätter, Bockshornklee und Brennnesseln (siehe Kapitel „Naturmedizin"). Kein Wunder ist es deshalb, dass die bis heute wirksamste Diabetes-Tablette ihren Ursprung in einer Pflanze hat: Der Geißraute. Aus dem in ihr schlummernden Galegin wurde Metformin entwickelt, das hilft, das Insulin wieder besser wirken zu lassen.

In dieser umfassenden Form erstmalig informiert dieses Kapitel über alle wichtigen Diabetes-Medikamente, nennt Chancen, Risiken, Kosten – und zeigt, wie Naturheilmittel die medikamentöse Therapie unterstützen. Sie erfahren, welche Medikamente Sie in Zukunft erwarten können – wobei der Grundtenor des Buches bleibt: Die besten „Medikamente" sind kluges Essen und tüchtige Bewegung. Weshalb die Pillen dann am besten „wirken", wenn sie eines schaffen: Die eigenen Aktivitäten verstärken!

Schulmedizin und Naturheilkunde werden sich ergänzen müssen, denn die derzeit noch dominierende medikamentöse Therapie wird schon bald unbezahlbar. Vor allem typische Diabetes-„Begleiter" werden aus der Schatzkammer der Natur kuriert werden. Die Ärzte werden lernen, dass Weißdorn den Blutdruck, dass Knoblauch das Cholesterin senkt – und dass Arnika ein wunderbarer Wundenheiler ist.

Medizin vom Acker: Das Galegin der Geißraute ist der Ausgangstoff für das wichtige Diabetes-Medikament Metformin. Fotografiert in Lauber's Diabetes-Garten in Riehen bei Basel.

Insulin-Inszenierungen
Wie die Wirkstoffgruppen wirken

Auch die Diabetes-Medikamente kreisen um eines: Das Insulin. Nach diesen drei Prinzipien wird das Insulin durch die Präparate inszeniert: Bessere Wirkung. Mehr Insulin. Weniger Kohlenhydrate, um die Insulin-Ausschüttung zu dämpfen.

Biguanide/Metformin
Insulin wird wieder wirksam

Das „Arbeitspferd" der medikamentösen Therapie des Typ-2-Diabetes sind die Biguanide, wie etwa Metformin. Setzen diese Arzneistoffe doch da an, wo es die Diabetiker am stärksten brauchen: Sie lassen das Insulin wieder wirken, bekämpfen also die Insulinresistenz, „verbrennen" so überschüssigen Zucker.

Außerdem dämpft das Metformin die Ausschüttung von Glukose aus der Leber. Positiv ist, dass die Biguanide den Appetit dämpfen, nicht dick machen – und vor allem Dingen die gefürchteten Unterzuckerungen vermeiden. Allerdings können die Wirkstoffe schwere Magenbeschwerden auslösen wie Durchfall, Übelkeit und Erbrechen. Auch besteht – wenn auch sehr selten – in erster Linie bei Menschen mit einer gestörten Nierenfunktion die Gefahr einer (lebensbedrohlichen) Übersäuerung des Körpers, die sogenannte „Laktatazidose". Daher wird Metformin bei Menschen mit Nierenfunktionsstörungen in der Regel nicht gegeben.

Aus der Volksmedizin heraus entwickelt wurden die Biguanide. Denn sie sind chemisch verwandt mit dem Alkaloid Galegin, das sich in der Geißraute befindet, einer Pflanze, die in unseren Breitengraden hervorragend wächst und über Jahrhunderte in der Volksmedizin bei „Zucker" eingesetzt wurde.

Fazit: Ein bewährtes, erprobtes und preiswertes Präparat, das allerdings wegen deutlicher Nebenwirkungen nicht von jedem vertragen wird.

Am besten „wirkt" Metformin, wenn es mit einem weiteren „Medikament" kombiniert wird: Bewegung. Dann verstärkt das Medikament die eigenen Anstrengungen.

Glitazone
Insulinresistenz wird durchbrochen

Als Hoffnungsträger der oralen Antidiabetika wurden die Glitazone noch bis vor wenigen Jahren gefeiert. Denn auf den ersten Blick sind ihre Vorteile überzeugend: Sie funktionieren ähnlich wie die Biguanide, machen Skelettmuskulatur, Fettgewebe und Leber für das Insulin wieder empfänglich, was den Blutzuckerspiegel senkt – wobei sie noch stärker als die Biguanide die hartnäckige Insulinresistenz durchbrechen.

Weil dieser Insulin-Sensitizer an anderen Stellen als etwa die Metformine angreift, schien er die ideale Ergänzung anderer oraler Antidiabe-

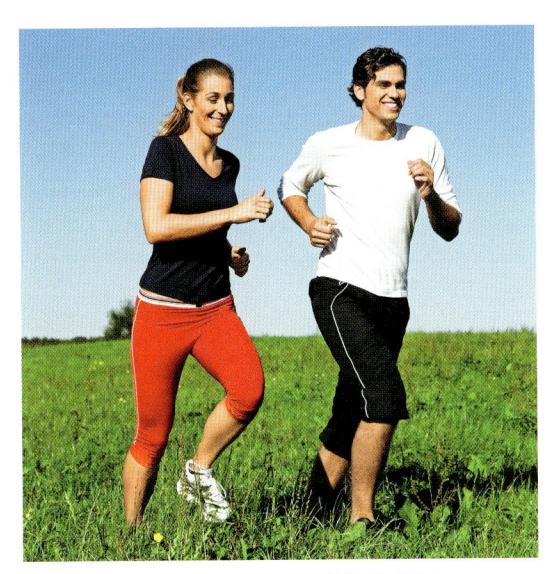

Ideale Tabletten-Ergänzung: Körperliche Ertüchtigung

tika zu sein. Allerdings sind diese Träume wohl ausgeträumt, denn einige Glitazone mussten vom Markt genommen werden, etwa das Rosiglitazon „Avandia®", weil die Risiken den Nutzen überwiegen, etwa dass Knochen brechen und schwerwiegende Herzprobleme auftreten. Derzeit ist nur noch das Präparat „Actos®" zugelassen, das aber von den Kassen nicht mehr erstattet wird. Ungeklärt sind auch mögliche Nebenwirkungen (Blasenkrebs).

Fazit: Ein interessanter, nicht preiswerter Wirkstoff, dem aber aufgrund starker Nebenwirkungen viele Experten langfristig nur eine Randexistenz einräumen – wenn überhaupt.

Sulfonylharnstoffe
Insulinspeicher langsam ausquetschen

Durch eine komplexe chemische Reaktion werden die Betazellen animiert, ihre Insulinspeicher zu leeren. Damit wird eine direkte Blutzuckersenkung bewirkt. Das macht vor allem dann Sinn, wenn im Blut überschüssige Glukose zirkuliert, die abgebaut werden muss.

Von Nachteil ist, dass dieser Mechanismus auch dann einsetzt, wenn keine Glukose vorhanden ist, was gefährliche Unterzuckerungen auslösen kann. Auch sind bei den meisten übergewichtigen Typ-2-Diabetikern die Insulinspiegel zu hoch. Die zusätzliche Freisetzung des Masthormons macht dann oft noch dicker – was den Diabetes wiederum verschlimmert. Dennoch werden die Sulfonylharnstoffe gerne verschrieben, weil sie schnell wirken – und weil sie relativ preiswert sind.

So steht etwa der Wirkstoff „Glibenclamid" explizit in den Disease Management-Programmen (DMP) der Krankenkassen, was von dem renommierten Diabetologen **Prof. Dr. Hellmut Mehnert** in „Diabetes, Stoffwechsel und Herz" kopfschüttelnd kommentiert wird: „Zum Unglück der Patienten wird von den DMPs ausgerechnet das Glibenclamid als billigstes und am stärksten wirksames, aber auch mit schweren Nebenwirkungen behaftetes Medikament empfohlen." Immerhin erlauben die Kassen bei diesem Medikament, die Verordnung von Blutzuckerteststreifen, mit denen sich eine mögliche Unterzuckerung messen lässt.

Fazit: Eine populäre Medikamentengruppe, die den Blutzucker wirksam senkt, aber auch dick macht und zu Unterzuckerungen führt. Auch werden die Betazellen quasi ausgequetscht, was tendenziell zu ihrer langfristiger Erschöpfung führen kann.

Wer also klug ist, isst einfach nicht soviele Nudeln, soviel Brot aus Weißmehl – und macht vor dem Essen einen Spaziergang. Und nach dem Essen noch einen!

Glinide

Insulinspeicher schnell ausquetschen

Die Glinide werden auch als Sulfonylharnstoff-Analoga bezeichnet, weil sie chemisch eng mit ihnen verwandt sind. Auch sie blockieren Kalium-Kanäle in den Betazellen, was zu einer Freisetzung von Insulin führt. Allerdings wirken die Glinide sehr viel schneller, sie senken den Blutzucker schon nach einer Stunde und verlieren dann ihre Wirkung, während die Sulfonylharnstoffe „schaffen", auch wenn sie gar nicht wirken sollen, was dann zu Unterzuckerungen führen kann.

Ideal sind die Glinide deshalb für Menschen, die nach den Mahlzeiten deutlich überhöhte Blutzuckerwerte haben. Ihnen helfen die kurz vor dem Essen eingenommenen Glinide, den sogenannten postprandialen Glukoseanstieg zu dämpfen.

Auch die Glinide begünstigen Übergewicht und können zu Hypoglykämien führen, wobei diese Unterzuckerungen aufgrund der kürzeren Wirkung wohl geringer ausfallen als bei den Sulfonylharnstoffen. Da sie spätestens zum Abendessen eingenommen werden, sind vor allem die gefährlichen nächtlichen Unterzuckerungen unwahrscheinlicher.

Fazit: Interessant bei Problemen mit einer ausreichenden Regulation des Blutzuckerspiegels nach dem Essen. Allerdings sind die Glinide nicht ganz preiswert und mit der Gefahr der Gewichtszunahme und von Unterzuckerungen verbunden.

Um das Risiko des Dickwerdens in Grenzen zu halten, müsste mit jeder Glinide-Packung automatisch verschrieben werden: Körperliche Ertüchtigung!

Glitazon-Gedanken

Wir wissen nicht soviel, wie wir glauben. Schmunzeln werden manche, wenn sie den Begriff „Demut" im Kontext neuer Medikamente wie Gliptine lesen. Aber es ist immer Respekt angebracht, wenn es um mögliche Nebenwirkungen neuer Präparate geht. Denn es ist noch nicht so lange her, dass namhafte Diabetologen Gedanken zum Nutzen der Glitazone verfassten:

„Glitazone sind besonders geeignet, sowohl die metabolischen Aspekte als auch das kardiovaskuläre Risiko beim Typ-2-Diabetes – also den Kardiodiabetes – wirkungsvoll zu therapieren." Meinte also, dass diese Substanzen gute Blutzuckersenker sind und dass sie sogar den durch Diabetes bedingten Herzinfarkt therapieren können. Zur Begründung wurde auf Studien der „höchsten Evidenzklasse", also den sogenannten „Goldstandard" bei den Studien verwiesen. Wobei mit „Evidenz" die empirisch nachgewiesene Wirksamkeit gemeint ist.

Nur, gerade bei den Glitazonen hat die so gelobte evidenzbasierte Betrachtungsweise getrogen, die meisten Glitazone sind wegen schwerer Nebenwirkungen, etwa Knochenbrüchen, aber gerade auch wegen Herzproblemen vom Markt verschwunden. Wir wussten damals eben nicht soviel, wie wir glaubten – und wissen es auch heute wieder nicht.

Das muss nicht generell gegen die evidenzbasierte Betrachtungsweise sprechen. Aber sie darf auch nicht als „Keule" missbraucht werden, um Kritiker neuer Medikamente als fortschrittsfeindlich zu brandmarken. **Demut und Respekt sind ebenfalls gute Ratgeber,** auch wenn sie nicht so wissenschaftlich daherkommen.

Gliptine/DPP-4-Hemmer
Insulinproduktion hormonell fördern

Glinide, Gliptine – das klingt alles so ähnlich, und doch wirken diese Substanzen ganz unterschiedlich: Während Sulfonylharnstoffe/Glinide eher nach dem Discounter-Motto „Alles muss raus" arbeiten, sind bei den Gliptinen auch gewissenhafte Prinzipien der schwäbischen Hausfrau zu beobachten: Erst selbst etwas schaffen, bevor es ausgegeben wird.

So fördern auch die Gliptine ähnlich wie die Glinide die Insulinfreisetzung aus den Betazellen. Das geschieht aber nicht über ein „Ausquetschen" der Betazellen, sondern körpereigene Hormone (insbesondere GLP-1) stimulieren die Insulinfreisetzung. Normalerweise wird dieses GLP-Hormon durch das Enzym DPP-4 sehr schnell abgebaut. Die Gliptine hemmen (inhibieren) diesen Prozess, wodurch die Konzentration des GLP-1 künstlich ansteigt – und Insulin freigesetzt wird.

Der große Vorteil gegenüber den Gliniden: Das Inkretin-Hormon GLP-1 sorgt dafür, dass die Beta-Zellen nur dann Insulin erzeugen, wenn der Blutzucker überhöht ist, so dass weniger Unterzuckerungen entstehen und die Leute nicht dick werden. Gleichzeitig wird die Produktion des Insulin-Gegenspielers Glukagon gebremst, ein Hormon, das Zucker aus der Leber freisetzt, was wiederum das Übergewicht fördert.

Fazit: Eine interessante Medikamentengruppe, weil sie gewichtsneutral ist und praktisch kein Unterzuckerungsrisiko besteht. Allerdings liegen aber bislang noch keine gesicherten Langzeitdaten vor. So wird vermutet, dass unter anderem auch die Bauchspeicheldrüse geschädigt werden kann – weshalb sich insgesamt eine Haltung der **hoffenden Demut** gegenüber den Präparaten empfiehlt.

GLP-1-Analoga und -Mimetika
Insulinbildner wird zum Schlankmacher

Leuchtende Augen bekommen viele Diabetes-Experten bei den GLP-Analoga. Das liegt an einer Eigenschaft der unter anderem in dem Speichel einer südamerikanischen Echse entdeckten Substanz, die ihr derzeit den Status eines lange gesuchten Wundermittels verleiht: Inkretin-Mimetika senken nicht nur wirksam den Blutzucker, sondern machen auch schlank – und zwar sichtbar.

Vom Ergebnis her wirken sie wie Gliptine. Allerdings wirken sie direkt am GLP-1-Rezeptor und ahmen so die Wirkung des körpereigenen Hormons GLP-1 nach – und nachahmen heißt auf griechisch Mimesis.

Allerdings müssen die Inkretin-Mimetika im Gegensatz zu den Gliptinen gespritzt werden. Dafür senken sie aber den Blutzucker etwas stärker – und vor allem sinkt auch das Gewicht, und zwar um einige Kilo. Der Schlankheitseffekt hängt ganz stark mit der verzögerten Magenentleerung zusammen – was aber auch zur lästigen Hauptnebenwirkung führt: Übelkeit bis zum Erbrechen.

Kritisch ist zu sehen, dass die Inkretin-Mimetika immer stärker in Kombination mit Insulin eingesetzt werden – was den wesentlichen Vorteil, den Schlankheitseffekt, abschwächt.

Fazit: Auf jeden Fall eine Wirkstoffgruppe, für die das Prädikat „Innovation" zutrifft. Allerdings muss das Medikament gespritzt werden, es ist

Fünf Therapien

sehr teuer, speziell in der Kombination mit Insulin. Und: Auch hier gibt es noch keine validen Langzeitdaten über mögliche Risiken.

Wer das Risiko begrenzen will, wer statt mit Übelkeit mit Lustgefühlen vom Tisch aufstehen will, isst nicht so viel und tut das, was die **traditionelle chinesische Medizin** seit Jahrtausenden empfiehlt: Tausend Schritte gehen.

Insulin spritzen
Der stärkste Zucker-Senker

Immer noch das Präparat der ersten Wahl, wenn es darum geht, rasch überhöhte Blutzuckerspiegel zu senken. Eine dreifache Wirkung hat das Spritzen des Insulins: Es senkt wirksam und schnell den Blutzucker, korrigiert also den Insulinmangel; außerdem wird die Glukoseaufnahme in die Leber gefördert und das Hormon bremst die Produktion und Ausschüttung der Glukose aus der Leber – was dann auch wieder blutzuckersenkend wirkt.

Erkauft werden diese Vorteile mit drei Nachteilen: Insulin ist ein Masthormon, was das Übergewicht fördert – und damit wiederum die Hauptursache des Typ-2-Diabetes verstärkt; Insulin kann zu schweren Unterzuckerungen führen;

„Alpha-Glukosidasehemmer aus Natur": Topinambur

und Insulin muss gespritzt werden, was viele als unangenehm empfinden.

Fazit: Zwar ist Insulin für alle Typ-1-Diabetiker ein überlebensnotwendiges Medikament – und auch viele Typ-2-Diabetiker brauchen es. Trotzdem ist das „Spritzen" für viele ein Einschnitt im Leben, weshalb „Zucker zähmen" dem so vielschichtigen Hormon ein eigenes Kapitel widmet unter dem programmatischen Titel „Ultima Ratio".

Alpha-Glukosidasehemmer
Insulin hat Pause

Ein überaus simples, aber sehr wirksames Prinzip liegt einer Wirkstoffgruppe mit dem umständlichen Namen Alpha-Glukosidasehemmer zugrunde: Zucker, der langsamer in die Blutbahnen gelangt, muss auch nicht abgebaut werden, braucht weniger oder kein Insulin.

Das funktioniert so, dass die komplexen Kohlenhydrate im Darm nicht so schnell aufgespalten werden, sie nicht so schnell zu Einfachzuckern werden, die ins Blut schießen können – und dort die vor allem nach dem Essen gefürchteten Blutzuckeranstiege auslösen. Den Prozess des Aufspaltens übernehmen Enzyme mit dem Namen „Glukosidasen". Ihre Wirkung hemmt diese Präparate, weshalb sie auch so heißen. Am wirksamsten sind sie, wenn sie zu Beginn einer kohlenhydratreichen Mahlzeit genommen werden.

Fazit: Eine wirksame Präparategruppe mit überschaubaren Nebenwirkungen wie Blähungen, Völlegefühl, die sich aber meist über den Gewöhnungseffekt abstellen. Wenn die Blähungen bleiben: Vollkornbrot statt Weißbrot essen. Oder mal Topinambur oder Schwarzwurzeln probieren, die Inulin enthalten, was den Blutzuckeranstieg natürlich bremst.

Gespräch mit Dr. Meinolf Behrens
Ersetzt die Pille die Lebensstiländerung?

Dr. med. Meinolf Behrens führt zusammen mit Dr. med. Carsten Volkery eine große Diabetologische Schwerpunktpraxis in Nordrhein-Westfalen. An den Standorten Minden und Porta Westfalica werden pro Quartal über 2 500 Diabetiker betreut, darunter 700 Typ-1-Diabetiker. Der Sportmediziner ist in der „Arbeitsgruppe Diabetes & Sport" der Deutschen Diabetes-Gesellschaft aktiv – und leitet in der Arbeitsgruppe das Projekt der Zertifizierung von Fitness-Studios. Der 1966 Geborene ist Mitautor der Praxisempfehlungen „Diabetes mellitus und Herz" der Deutschen Diabetes-Gesellschaft DDG.

Die großen **Übersichten zu den Diabetes-Medikamenten** sowie die **Grundlagen der Insulin-Therapie** stammen weitgehend aus dem großen theoretischen und praktischen Erfahrungsschatz des Mediziners, der regelmäßig joggt und ins Fitness-Studio geht.

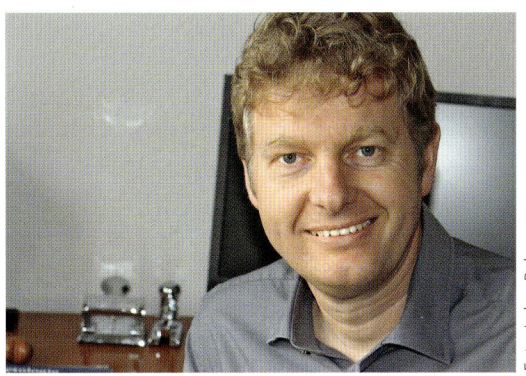

Anerkannter Diabetologe und aktiver Sportler: Dr. med. Meinolf Behrens

Wer braucht Medikamente?

Alle, die mit der „Naturmedizin" Ernährung und körperlicher Aktivität ihren Blutzucker nicht in den Griff bekommen. Die Änderung des Lebensstils steht immer an erster Stelle, dann kommen die Medikamente.

Was ist das Medikament der ersten Wahl?

Ganz klar Metformin. Es setzt da an, wo der Typ-2-Diabetes am wirksamsten zu „knacken" ist: An der Insulinresistenz. Außerdem dämpft es den Appetit, was eine der Hauptursachen des Lebensstil-Diabetes bekämpft: Das Übergewicht. Wer sich dann noch bewegt und abnimmt, braucht oft gar keine Medikamente mehr.

Ersetzt die Pille die Lebensstiländerung?

Nein! Und noch mal nein! Im Gegenteil: Einzelne Medikamente, wie etwa die Sulfonylharnstoffe, machen tendenziell dick, was den Diabetes wiederum verstärkt – weshalb gerade körperliche Aktivität so wichtig ist. Aber der Wunsch der Patienten nach Pillen ist schon sehr stark – und oft entfällt mit dem Medikament in der Hand dann auch der akute Handlungsdruck, seinen Lebensstil zu ändern. Dabei müsste es genau umgekehrt sein: Das Medikament sollte dazu motivieren, die eigenen Anstrengungen zu verstärken!

Welchen Einfluss haben die DMP-Programme?

Im Prinzip sind nach meiner Meinung die „Disease-Management-Programme" eine gute Sache, haben sie doch insgesamt zu einer verbesserten Diabetes-Versorgung geführt. Leider ist es aber bisher versäumt worden, mit den DMP-Programmen mehr Bewegungsangebote zu fördern, so dass es in der Praxis dann doch oft wieder auf die Tabletten hinausläuft.

Lassen sich die Wechselwirkungen überblicken?
Prinzipiell ist eine Monotherapie anzustreben – oder möglichst eine Begrenzung auf zwei Wirkstoffgruppen. Kommen nämlich noch Blutdruck- und Cholesterinsenker hinzu, kann schnell ein tückischer Medikamenten-Cocktail entstehen.

Der wirksamste Blutdrucksenker: Bewegung

Bluthochdruck ist aber doch ein großes Problem?
Ein Diabetes kommt selten allein! Bluthochdruck ist in der Tat oft damit verbunden. Natürlich müssen überhöhte Werte auch medikamentös behandelt werden, aber auch hier gilt: Viel lässt sich über körperliche Aktivität erreichen, die das Herz stärkt, das Blut besser fließen lässt – und so den Druck abbaut.

Wie lassen sich Nebenwirkungen begrenzen?
Was wirkt, wirkt neben. Es gibt kein Medikament, das gar keine Nebenwirkungen hat, selbst das erprobte Metformin wird nicht von allen vertragen. Leider zeigen sich auch die unerwünschten Auswirkungen erst nach einigen Jahren, wie es etwa bei den Glitazonen passiert ist. Sie sind zwar hoch wirksam, können aber auch zu Knochenbrüchen und zu Herzproblemen führen.

Grundsätzlich ist anzudenken, dass den Pharmafirmen zur Auflage für die Zulassung gemacht wird, Langzeitstudien mit harten Endpunkten vorzulegen. Das würde bedeuten, dass praktisch kaum mehr neue Wirkstoffe auf den Markt kommen.

Nicht automatisch besser: Neue Präparate

Werden moderne Präparate aus Kostengründen unterdrückt?
Das wird immer wieder behauptet. Sicherlich müssen bei der Verordnung von Medikamenten auch die Kosten berücksichtigt werden. Ein neues Medikament führt ja auch nicht automatisch bei jedem Patienten zu einer objektiv besseren Behandlungssituation. Nach meiner Erfahrung werden bei nachweisbarem Nutzen für den einzelnen Patienten innovative und damit teurere Medikamente auch verordnet. Das heißt allerdings im Umkehrschluss nicht, dass mit einem „neuen" Medikament etablierte Therapiekonzepte automatisch aufgegeben werden müssen

Was böte einen Zusatznutzen?
Dringend gebraucht wird ein dem Metformin vergleichbares Medikament, also etwas, was die Insulinresistenz wirksam durchbricht –

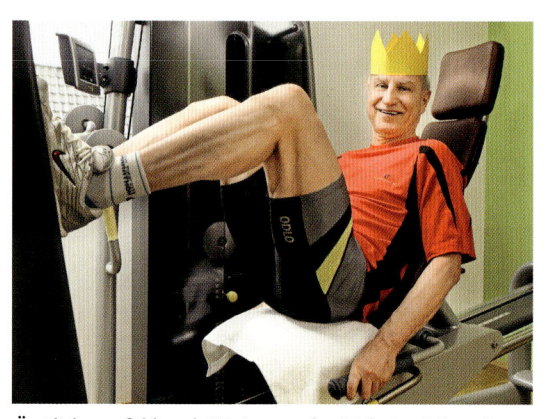

Ärztlich empfohlen als Königsweg der Diabetes-Prävention: Bewegung.

und das alle vertragen. Eine eindeutige Bereicherung für die Diabetestherapie sind nach aktueller Einschätzung sicherlich die Gliptine, weil sie gut vertragen werden, gewichtsneutral sind und praktisch kein Unterzuckerungs-Risiko haben.

Wird die „Pinkelpille" ein Wundermittel?

Welche Präparate kommen in der nächsten Zeit? Wahre Wunder werden von der „Pinkelpille" erwartet

Der Begriff „Pinkelpille" gefällt mir persönlich nicht, er bringt mir das Wirkungsprinzip zu flapsig auf den Punkt und wertet das Medikament unnötig ab. Vor der baldigen Einführung steht jedenfalls die Gruppe der SGLT-2-Inhibitoren, die es ermöglichen, überschüssigen Zucker über den Urin auszuscheiden. An sich ein kluges Prinzip, das allerdings mit vermehrten Infekten im Bereich der Harnwege und der Genitalorgane einhergeht. Zudem sind in den Zulassungsstudien unter anderem Leberfunktionsstörungen aufgetreten, so dass das Medikament bisher nicht zugelassen ist. Wunder sind also wohl nicht zu erwarten.

Was ist noch in der „Pipeline"?

Eine weitere Medikamentengruppe, die sogenannten FFAR1-Aktivatoren, werden gegenwärtig in Studien intensiv untersucht. Die FFAR1-Aktivatoren bewirken ähnlich wie die Sulfonylharnstoffe eine vermehrte Freisetzung von Insulin aus der Betazelle. Die Blutzuckersenkung ist vergleichbar den Sulfonylharnstoffen. Die Insulinabgabe erfolgt aber offenbar nur, wenn etwas gegessen wird. Entsprechend ist das Unterzuckerungsrisiko deutlich geringer. Eine effektive Lebensstilintervention wird aber kein noch so innovativer Wirkungsmechanismus ersetzen.

Ist das alles noch bezahlbar?

Angesichts immenser Forschungskosten können neue Medikamente nicht billig sein. Es muss aber bedacht werden, dass eine Behandlung mit einzelnen modernen Medikamenten jetzt schon zu Kosten von über 120 Euro in vier Wochen führen kann – damit lässt sich bequem die Monatskarte für ein exklusives Fitness-Studio finanzieren.

Stimmen unsere Strukturen noch?

Die ärztlichen Behandlungspauschalen stehen sicherlich in keinem Verhältnis zu den hohen Medikamentenausgaben. Werden mehrere Medikamentengruppen verordnet, summiert sich das schnell auf einige hundert Euro im Monat, ein Vielfaches der Arzthonorare. Häufig könnte aber eine fundierte ärztliche Beratung, einschließlich entsprechender Maßnahmen zur Lebensstilintervention, die Kosten deutlich senken. Aber diese Maßnahmen müssen dann auch honoriert werden. Auch darf nicht vergessen werden: Ein von den Patienten besonders geschätztes „Medikament" heißt: Das Gespräch mit dem Arzt.

Nicht rezeptpflichtig: Klüger essen

Was bringt die Zukunft?

Ich bin sicher, dass sich schon bald Grundlegendes ändern wird. Statt immer mehr Geld für Medikamente aufzuwenden, wird die Ernährungsberatung und die körperliche Ertüchtigung im Zentrum stehen müssen – so wie Sie es mit der „Lauber-Methode" glaubhaft vorleben und propagieren. Ansonsten werden die Diabetes-Kosten das Gesundheitssystem sprengen!

Fünf Therapien

Wie wichtige Diabetes-Medikamente wirken

Wirkprinzip	Wirkstoffgruppe	Medikamentenname	Blutzuckersenkung	Gewichtsabnahme
Besser wirken	Biguanide	Glucophage® Metformin	+ +	+
	Glitazone	Actos®	+ +	–
Mehr Insulin	Insulin		+ + +	– –
	Sulfonylharnstoffe	Euglucon® Glibenclamid Amaryl® Glimepirid Glurenorm®	+ +	–
	Glinide	Starlix® NovoNorm® Repaglinid	+	–
Weniger o Kohlenhydrate o Appetit o Glukagon	Gliptine	Januvia®/Xelevia® Galvus®/Jalra® Onglyza®	+	+
	GLP-Analoga	Byetta® Bydureon® Victoza®	+ +	+ +
	Alpha-Glukosidasehemmer	Glucobay® Acarbose Diastabol®	+	+

Blutzuckersenkung: Grundlage der Angaben: Sivio E. Inzucchi et al.: Management of Hyperglycemia in Type 2 Diabetes: A Patient-Centered Approach. Position Statement of the American Diabetes Association (ADA) and the European Association for the Study of Diabetes (EASD). Published online before print April 19, 2012, doi: 10.2337/dc12-0413 Diabetes Care April 19, 2012.

Gewichtsabnahme: Eine Zu- oder Abnahme in Kilogramm anzugeben, ist nicht möglich, da sie je nach Ausgangsgewicht unterschiedlich ausfällt.

Kein Unterzucker: Auch wenn in der Monotherapie kein praktisch relevantes Unterzuckerrisiko vorhanden ist, ist ein theoretisches Risiko im Einzelfall nicht auszuschließen. Die Hypoglykämien sind ein häufig noch unterschätztes Risiko. Hypoglykämien erhöhen das Risiko für Herzkreislaufkomplikationen, Unfälle und begünstigen wahrscheinlich auch die Demenz.

Verträglichkeit: Kontraindikationen und Nebenwirkungen.

Einfache Anwendung: Hier wurde unterschieden, ob die Medikamente oral eingenommen oder gespritzt werden müssen.

Tabletten

Kein Unter-zucker	Verträg-lichkeit	Einfache Anwendung	Gesicherte Endpunkte	Geringe Kosten
+	–	+	+	+ +
+	–	+	+	–
– – –	+	– –	+	–
– –	+	+	+	+ +
–	+	+	–	+
+	+ +	+	–	–
+	–	–	–	– –
+	–	+	–	+

Gesicherte Endpunkte: Damit sind Endpunktdaten für mikro- und makrovaskuläre Organkomplikationen (wie z. B. Sehverschlechterung oder Herzinfarkt) gemeint.

Kosten: Berücksichtigt sind nur die Kosten für die Medikamente, nicht für Hilfsmittel (z. B. Pen-Nadeln oder Lanzetten) bzw. Blutzuckerteststreifen. Details zur Berechnungsgrundlage finden in der Legende zur Tabelle auf der Seite 112.

Mit größtmöglicher Sorgfalt wurden diese Tabellen erstellt. Es wurden die aktuellen Studien ausgewertet, es wurde die umfangreiche tägliche Praxis der Diabeteszentrums Minden-Porta berücksichtigt und die Tabellen wurden mit führenden Diabetologen diskutiert.

Wie wichtige Diabetes-Medikamente wirken

Wirkprinzip	Wirkstoffgruppe	Medikamentenname	Blutzuckersenkung HbA$_{1c}$ [%][1]	Gewicht
Besser wirken	Biguanide	Glucophage® Metformin	1–2	Gewichtsneutral
	Glitazone	Actos®	0,5–1,4	Gewichtszunahme
Mehr Insulin	Insulin		1,5–3,5	Deutliche Gewichtszunahme
	Sulfonylharnstoffe	Euglucon® Glibenclamid Amaryl® Glimepirid Glurenorm®	1–2	Gewichtszunahme
	Glinide	Starlix® NovoNorm® Repaglinid	0,5–1,5	Gewichtszunahme
Weniger o Kohlenhydrate o Appetit o Glukagon	Gliptine	Januvia®/Xelevia® Galvus®/Jalra® Onglyza®	0,5–0,8	Gewichtsneutral
	GLP-Analoga	Byetta® Bydureon® Victoza®	0,5–1	Deutliche Gewichtsabnahme
	Alpha-Glukosidasehemmer	Glucobay® Acarbose Diastabol®	0,5–0,8	Gewichtsneutral

[1] David M. Nathan et al.: Medical Management of Hyperglycemia in Type 2 Diabetes: A Consensus Algorithm for the Initiation and Adjustment of Therapy. Diabetes Care 2009; 32: 193-203.

[2] Tagestherapiekosten gering modifiziert und gerundet nach Arzneiverordnungsreport 2011, Herausgeber U. Schwabe, D. Paffrath, Springer-Verlag; DDD= Defined Daily Dose = definierte Tagesdosis nach ATC-Code der WHO

[3] Die Angabe bezieht sich nicht auf die auf die DDD von 40 I.E. sondern auf 70 I.E., da eine Tagesinsulindosis von 40 I.E. nicht die Versorgungsrealität abbildet. vgl. hierzu: Faber-Heinemann et al.: Realität der Insulintherapie bei Typ-2-Diabetes: Daten aus 41

(Detailansicht)

Einfache Anwendung	Unterzuckerrisiko bei Monotherapie	Verträglichkeit/ Gegenanzeigen	Gesicherte Endpunkte	Tagestherapiekosten DDD[2]
Oral 1–3 x tgl.	Kein Risiko[4]	Magen-Darmprobleme; nicht bei Nierenproblemen	UKPDS[5]	0,30 Euro
Oral 1 x tgl.	Kein Risiko[4]	Wassereinlagerungen, Knochenbrüche; nicht bei Herzinsuffizienz	ProActive[6]	2,00 Euro
Spritzen 1–7 x tgl.	Hohes Risiko		UKPDS[5]	2,60 Euro[3]
Oral 1–2 x tgl.	Hohes Risiko, besonders Glibenclamid	Hinweise auf ungünstige Wirkungen am Herzen; nicht bei Nierenproblemen (außer Glurenorm®)	UKPDS[5]	0,20 Euro
Oral 1–3 x tgl.	Geringes Risiko		Keine	1,30 Euro
Oral 1–2 x tgl.	Kein Risiko[4]	Hinweise auf mögliche Schäden an der Bauchspeicheldrüse	Keine	2,00 Euro
Spritzen 1–2 x tgl.; Bydureon®: 1 x wöchentl.	Kein Risiko[4]	Hinweise auf mögliche Schäden an der Bauchspeicheldrüse; Übelkeit, Erbrechen	Keine	3,70 Euro
Oral 1–3 x tgl.	Kein Risiko[4]	Blähungen, Durchfall	Keine	1,50 Euro

Schwerpunktpraxen. Diabetes, Stoffwechsel und Herz 2010; 17: 357-361. Berücksichtigt sind nur die reinen Insulinkosten. Pennadeln, Lanzetten und Blutzuckertesttreifen sind nicht berücksichtigt. Rabatt- und Mehrwertverträge nicht berücksichtigt.

4 Unterzuckerrisiko: „kein Risiko": Kein praktisch relevantes Unterzuckerrisiko in der Monotherapie vorhanden, theoretisches Unterzuckerungsrisiko im Einzelfall nicht auszuschließen.

5 UKPDS: **U**nited **K**ingdom **P**rospective **Dia**betes **S**tudy
6 ProActive: The **Pro**spective pioglit**A**zone **C**linical **T**rial **I**n macro**V**ascular **E**vents

Insulin: Die Ultima Ratio

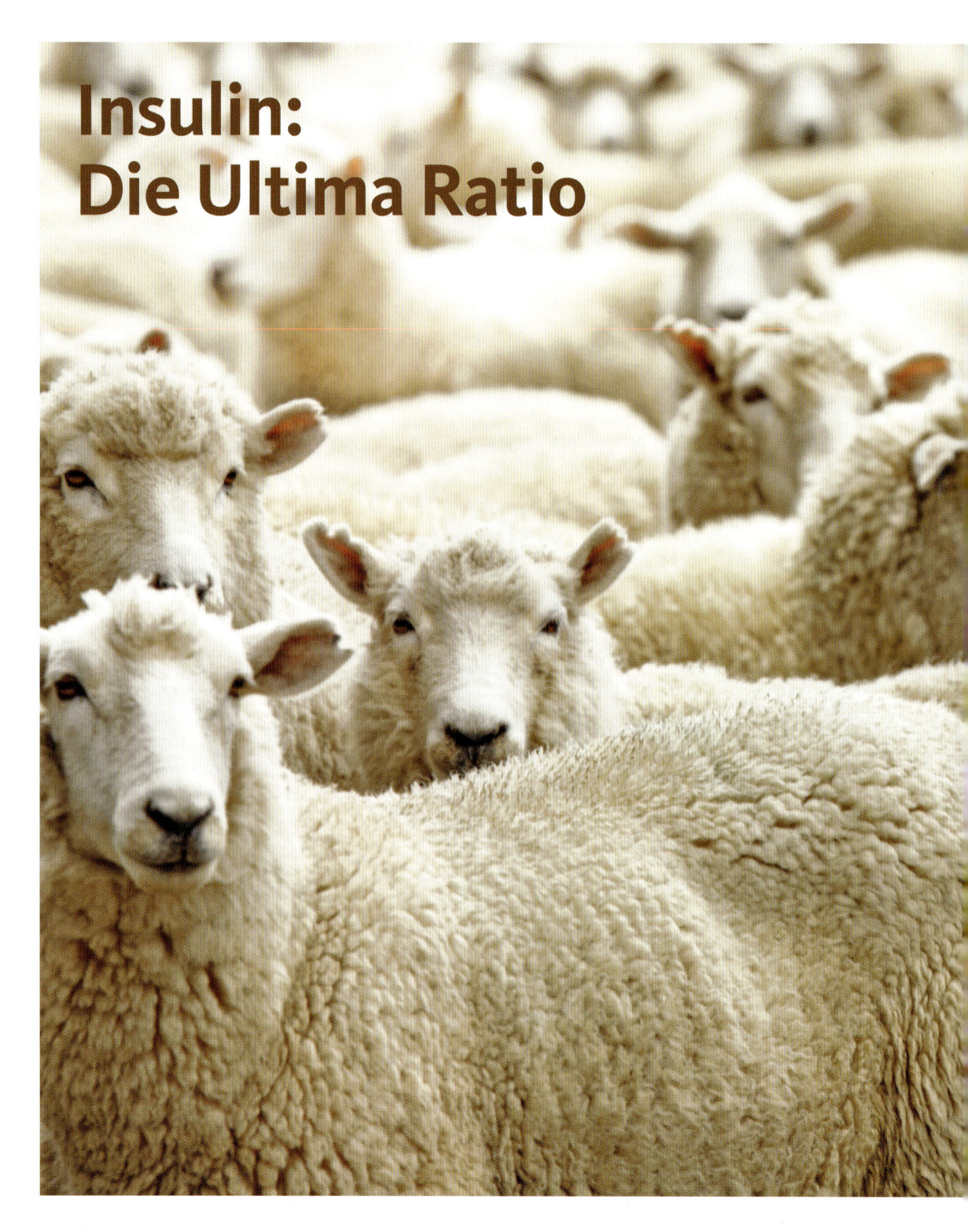

Erste Insulin-Versuche in Deutschland

Ein Triumph der modernen Medizin war die Entwicklung des Insulins. Vor dieser Zeit bedeutete ein Typ-1-Diabetes, bei dem der Körper praktisch kein eigenes Insulin mehr produziert, den sicheren Tod auf Raten. Denn allein das Hormon Insulin ist in der Lage, den überlebenswichtigen Brennstoff Glukose in die Zellen zu schleusen.

Es war der deutsche Internist Georg Ludwig Zülzer, der bereits im Jahre 1906 ein aus dem Pankreas von Kälbern gewonnenen Extrakt namens „Acomatol" ausprobierte, der therapeutisch wirksam war, aber noch starke Nebenwirkungen hatte, weshalb die Firma Schering die Weiterentwicklung einstellte. Erst dem kanadischen Arzt Frederick Grant Banting gelang dann 1921 der Durchbruch mit einem insulinähnlichen Stoff – und schon 1922 produzierte die Firma Lilly das erste künstliche Insulin. Der 14. November, der Geburtstag des mit dem Nobelpreis ausgezeichneten Bantings, ist heute weltweit der „Diabetestag".

Ihr Leben verdanken Millionen Typ-1-Diabetiker dem kanadischen Arzt, der übrigens auf die riesigen Lizenzeinnahmen freiwillig verzichtete. Moderne Insuline sind inzwischen so raffiniert, dass sie sich flexibel an die Bedürfnisse der Menschen anpassen – und ein weitgehend „normales" Leben erlauben.

So segensreich das Insulin bei Typ-1-Diabetes wirkt, so differenziert wird sein Einsatz beim Typ-2 gesehen. Hier prallen unterschiedliche Meinungen und Interessen aufeinander – und auch dieses Buch wird diese Fragen nicht endgültig beantworten. Vor allem bei übergewichtigen Diabetikern wird Insulin, das auch ein Masthormon ist, kritisch diskutiert.

Ein Resümee lässt sich aber ziehen: Angesichts der vielfältigen Wirkungen und Nebenwirkungen ist Insulin bei Typ-2-Diabetes **das Mittel der Ultima Ratio**.

Aus der Bauchspeicheldrüse von Schafen, Kälbern und Schweinen wurden die ersten Insuline gewonnen. Heute werden sie größtenteils gentechnisch hergestellt.

Insulin bei Typ-2-Diabetes?

Sechs Fragen. Sechs Antworten

Kontrovers diskutiert wird Insulin bei Typ-2-Diabetes: Warnen die einen vor zu frühem, vor Insulin überhaupt. Fordern andere viel früher für viel mehr Menschen das Hormon. Bausteine für eine eigene Meinungsbildung.

Rund zwei Millionen Typ-2-Diabetiker werden derzeit in Deutschland mit Insulin behandelt. Gab es vor allem in den Jahren von 2000 bis 2009 einen massiven Anstieg (siehe Statement Prof. Bertram Häussler auf Seite 119) der Insulin-Patienten, hat sich dieser Prozess inzwischen deutlich verlangsamt.

Wieder einen Insulinierungsschub könnte nun aber die von Wissenschaftlern und Industrie über Studien wie ORIGIN ins Spiel gebrachte Forderung bringen, Insulin schon in einem frühen Diabetes-Stadium in der Breite als „Reparaturmedizin" für die Betazellen einzusetzen; könnte die Kombination von Insulin mit neuen Medikamenten wie den GLP-Analoga bringen, die zunehmend gerne in Kombination mit Insulin verschrieben werden, was ihren wesentlichen Vorteil des Schlankheitseffekts konterkariert; könnten vielleicht auch neue Insuline bringen, wie das Degludec von Novo, ein ultralanges Basisinsulin.

Dagegen stehen die Kosten: Eine Insulintherapie schlägt pro Jahr und pro Person mit mindestens 2 000 Euro zu Buch. Macht bei über zwei Millionen Patienten schon allein für das Insulin Kosten von über vier Milliarden Euro. Da sind schon berechtigte Fragen gestattet, wer tatsächlich als Typ-2-Diabetiker das Hormon Insulin benötigt.

1. Welche Typ-2-Diabetiker brauchen wirklich Insulin?

Geht es bei Typ-1-Diabetes nur darum, welche Insulinart gebraucht wird, so stellt sich beim Typ-2 die generelle Frage, ob das Hormon überhaupt gespritzt werden muss – und erst dann, welche Art.

Allerdings kann es für diese Frage keine pauschale Antwort geben. Das muss im jeweiligen Einzelfall immer der Arzt mit seinem Patienten besprechen. Wichtige Anhaltspunkte zur Entscheidungsfindung sind:

Zu wenig Insulin?
Produziert der Körper zu wenig Insulin, muss es zugeführt werden. Es ist bei vielen Typ-2-Diabetikern ein normaler Altersprozess, dass mit den Jahren die Wirkung der Betazellen nachlässt, was früher zu Recht als „Altersdiabetes" bezeichnet wurde. Tritt dieser Effekt ein, muss in der Regel Insulin gespritzt werden, denn sonst drohen Schäden an den Gefäßen.

So wie bei jungen Dünnen, bei denen die Leistung der Bauchspeicheldrüse langsam nachlässt, sie also schleichend Typ-1-Diabetiker werden. Oft lässt sich durch eine Messung von möglichen Antikörpern feststellen, ob dieser Prozess bereits begonnen hat. Denn diese Antikörper zerstören Stück für Stück die insulinproduzierenden Zellen. Gerade diese Menschen vom Insulin zu überzeugen, ist schwer, weil sie glauben, doch alles richtig gemacht zu haben – sie aber oft einen **LADA-Diabetes** haben. Siehe auch Seite 8.

Aber sehr häufig bekommen gerade die Typ-2-Diabetiker Insulin, die noch genügend eigenes haben. Allerdings wirkt es nicht mehr, weil falsch gegessen wird, Trägheit sich einschleicht, Pfunde sich türmen.

Vorschlag: Vor der Einleitung einer Insulintherapie räumen die Kassen den Patienten die Möglichkeit ein, den Insulin-Status über die Bestimmung des C-Peptids zu messen. Diese einmalige Messung kostet rund 15 Euro – verschwindend wenig im Vergleich zur Insulintherapie.

Spezielle Herausforderungen?
Fortgeschrittene Organkomplikationen, etwa an Leber und Niere, erfordern einen besonders sorgsamen Einsatz oraler Antidiabetika. Auch können akute Erkrankungen wie Herzinfarkt, Infektionen zumindest übergangsweise den Einsatz von Insulin erforderlich machen. Ebenfalls stellen Operationen für den Stoffwechsel eine besondere Belastung da. So steigt nach einer (größeren) Operation der Insulinbedarf oft massiv an, so dass in dieser Phase Insulingaben häufig unumgänglich sind.

Ganz wichtig: Beim Schwangerschafts- also Gestationsdiabetes, der mit Ernährung und Bewegung nicht ausreichend behandelt werden kann, ist die Insulingabe die erste Wahl – zum Wohl von Mutter und Kind!

Überhöhte Blutzuckerwerte?
In der Regel wird über Insulingaben nachgedacht ab einem durch Bewegung und Ernährung sowie Tabletten nicht senkbaren Langzeitwert HbA_{1c} von dauerhaft über 7,5 Prozent, ein „offizieller" Wert, der aber auch kritisch gesehen wird. Weitere Anhaltspunkte sind: Nüchternwerte, die sich trotz Medikamenten nicht mehr unter 120 mg/dl senken lassen. Auch postprandiale Werte (also Werte nach dem Essen) von häufig über 200 mg/dl sprechen für das Einleiten einer Insulintherapie – wobei zu Beginn in der Regel die Kombination aus Insulin plus orale Diabetes-Medikamente gewählt wird.

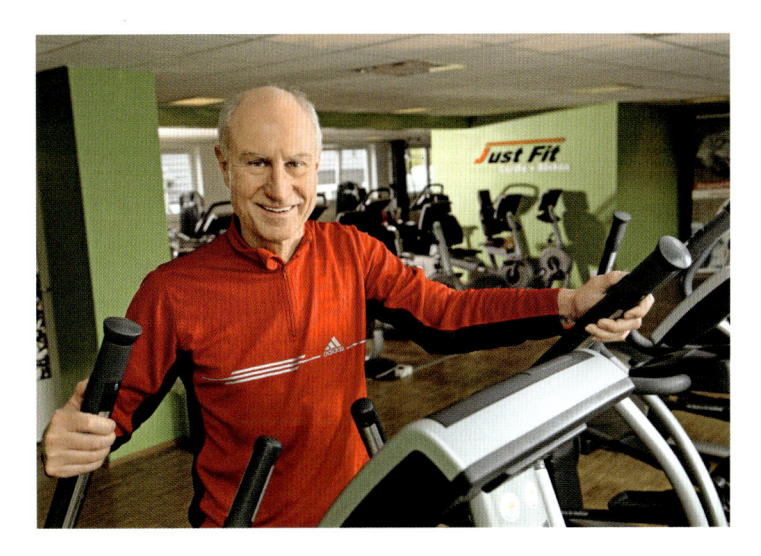

Oft geschieht die Einleitung einer Insulintherapie aber auch **aus purer Bequemlichkeit** (siehe Gespräch mit Prof. Hans Hauner Seite 124), weil es sowohl den Patienten wie den Ärzten zu mühsam ist, tatsächlich die Ernährung umzustellen, auf mehr Bewegung zu setzen. Wobei für diese Maßnahmen die Ärzte auch leider nicht vergütet werden.

Vorschlag: Eine Insulintherapie bei übergewichtigen Diabetikern wird von den Kassen erst bezahlt (außer natürlich in Notfällen) nach einem **verpflichtenden** dreimonatigen Kurs über bewusstes Essen und körperliche Ertüchtigung. Selbstverständlich mit viel Praxisbezug, also Kochen und Walken.

Verpflichtend für Insulinpflichtige: Körperertüchtigung

Einmal Insulin, immer Insulin?
Das muss nicht sein. Jeder Diabetologe kennt Fälle, wo auch Leute, die jahrelang Insuliner waren, die Spritze wieder absetzen konnten – etwa nach einer mehrwöchigen Kur mit Gewichtsreduktion durch regelmäßige Bewegung und eine konsequente Ernährungsumstellung.

Allerdings sind das in der Praxis eher die Ausnahmen – auch weil beim dicken Diabetiker durch das Insulin Übergewicht und dadurch die Insulinresistenz zunehmen. Der Teufelskreis ist da!

Vorschlag: Ein halbes Jahr nach Einleiten der Insulintherapie wird über die C-Peptid-Bestimmung festgestellt, ob sich die Betazellen wieder erholt haben, also eigenes Insulin bilden. Auch werden Gewicht, Insulindosis und die Werte kontrolliert. Stellt sich keine grundlegende Besserung ein, kann über ein Aussetzen des Insulins nachgedacht werden. Es müssen Alternativen geprüft werden, bis hin zu Magenverkleinerungen.

2. Wie wirken welche Insuline?

Insulin ist nicht gleich Insulin. Eine Übersicht der wichtigsten Eigenschaften der verschiedenen Insulintypen

Gab es am Anfang nur Insuline, die praktisch künstliche Nachbauten des menschlichen Insulins waren, so hat sich die Bandbreite in den letzten Jahren enorm erweitert. Für die Patienten hat das eine enorme Verbesserung der Lebenssituation gebracht: So diktierte früher das Insulin das Leben, gab einen starren Tagesablauf vor mit festen Essensrhythmen.

Moderne, gentechnisch modifizierte Insuline erlauben eine sehr viel größere Flexibilität der Lebensgestaltung – vor allem, wenn sie in moderne Therapien integriert sind wie etwa die ICT-Therapie mit mehrfachem Spritzen am Tag.

Wann? Wie lange? Wie hoch?
Nach drei Kriterien werden die einzelnen Insulinarten unterschieden: Wirkungseintritt, Wirkungsdauer und Wirkungsmaximum. Wobei sich die Effekte je nach Injektionsort und Menge unterscheiden.

1. Kurzwirksame Insuline

Spitzenlast

Sie werden hauptsächlich eingesetzt, um den Insulinbedarf zu den Mahlzeiten zu decken. Die Wirkung tritt schnell ein und dauert bis zu cirka sechs Stunden. Dazu gehören:

Normalinsulin
Ähnelt in Aufbau und Wirkung dem Insulin, das die Zellen der Bauchspeicheldrüse selbst produzieren, also dem Humaninsulin. Nach dem Spritzen wirkt es relativ schnell nach etwa 30 Minuten. Seine stärkste Wirkung auf den Blutzucker hat es nach etwa zwei Stunden. Nach vier bis sechs Stunden ist es im Blut nicht mehr nachweisbar. Wobei sich die Wirkungsdauer deutlich verlängern kann, je größer die gespritzte Menge ist.

Weil diese Insuline die ersten in der Behandlung des Diabetes waren, hießen sie früher Altinsuline. Hergestellt werden sie heute überwiegend aus Bakterien und Hefen mit Hilfe der Gentechnik, ohne dass sie gentechnisch verändert werden.

Kurzwirksame Insulinanaloga
Geringfügig gentechnisch verändert gegenüber dem Humaninsulin sind diese Insuline. Diese Insuline wirken bereits nach 10 bis 20 Minuten,

die volle Wirkung tritt nach etwa einer Stunde ein. Sie wirken in der Regel zwei, maximal vier Stunden. Durch den schnelleren und kürzeren Wirkungseintritt lässt sich damit der Blutzucker besser steuern als mit Humaninsulinen.

Insuline dieser Gruppe: Lispro (Humalog®, Liprolog®), Aspart (NovoRapid®), Glulisin (Apidra®)

2. Langwirksame Insuline
Grundlast

Weil sie den von der Nahrung unabhängigen Grundbedarf an Insulin decken, also die Basisversorgung sichern, heißen sie auch Basalinsuline. Dazu gehören:

Humane Verzögerungsinsuline
Mit einer Verzögerung von ein bis zwei Stunden nach der Injektion wirken diese Humaninsuline, deren Wirkungseintritt durch bestimmte Substanzen verzögert wird. Die maximale Wirkung wird nach vier bis sechs Stunden erreicht, und die Wirkdauer beträgt zwölf bis 16 Stunden.

Praktische Bedeutung haben aber nur noch die mit der Substanz Protamin (ein basisches Protein mit einem hohen Gehalt an Arginin) verbundenen **NPH-Insuline.** Der Name beruht auf **N**eutral-**P**rotamin – benannt nach dem Erfinder Christian **H**agedorn. Auch durch die Beimischung des Spurenelements Zink kann ein Verzögerungs- und vor allem ein Verlängerungseffekt erreicht werden.

DMP und Insulin

Verbindungen
In kaum einem Land gibt es so viele Insulinanwendungen wie in Deutschland. In diesem Kontext sind Überlegungen interessant, die Prof. Dr. Bertram Häussler, Vorsitzender der Geschäftsführung des Berliner IGES-Instituts, im „Monitor Versorgungsforschung 06/2011" angestellt hat:

„Der Verbrauch von Insulin hat in der Gesetzlichen Krankenversicherung GKV zwischen 1997 und 2009 von 344 auf 798 Millionen Tagesdosen zugenommen. Das entspricht einer Steigerung um 132 Prozent. Dieser als Insulinierung bezeichnete Anstieg lässt sich nicht mit einer entsprechenden Zunahme der Zahl an Typ-2-Diabetikern erklären. Es zeigt sich, dass der Anstieg vor allem in den Jahren von 2002 bis 2005 während der Implementierung des Disease Management Progamms (DMP) stattfand. Dabei ist der verstärkte Einsatz von Insulinen in der Behandlung von Typ-2-Diabetikern nicht unbedingt zwingend. Dennoch gibt es Gründe, warum das Programm diese Entwicklung mit gefördert haben kann. Im Zeitraum von zwölf Jahren ist die Zahl der mit Insulin versorgten Typ-2-Diabetiker um knapp eine Million Patienten angewachsen. Während der Anteil dieser Gruppe im Jahr 1997 noch bei 9,2 Prozent aller Diabetiker betrug, ist er auf 30,9 Prozent im Jahr 2009 gestiegen."

Prof. Bertram Häussler gilt als „der Statistiker" im deutschen Gesundheitswesen, der aus Zahlenreihen Schlüsse zieht. Das IGES-Institut beschäftigt über 90 Experten und arbeitet für praktisch alle wichtigen öffentlichen und privatwirtschaftlichen Organisationen im Gesundheitswesen, wie etwa Krankenkassen und Gesetzgeber.

Vorsicht ist geboten, wenn diese Verzögerungs- oder Intermediärinsuline nachts gespritzt werden, weil dann nach Mitternacht gefährliche Unterzuckerungen drohen. Hier empfiehlt sich insbesondere in der Einstellungsphase eine nächtliche Kontrolle der Blutzuckerwerte.

Langwirksame Insulinanaloga
Gentechnisch veränderte Insuline, die nur ein bis maximal zweimal am Tag gespritzt werden müssen. Ihre Wirkung hält 20 bis 24 Stunden an und im Gegensatz zu den Verzögerungsinsulinen haben sie ein gleichmäßigeres Wirkungsprofil, was die Gefahr von Unterzuckerungen verringert.

Insuline dieser Gruppe sind: Determir (Levemir®) und Glargin (Lantus®)

3. Mischinsuline
Sparflamme

Sie entstehen aus der Mischung von kurzwirksamen Insulinen beziehungsweise Insulin-Analoga und dem NPH-Insulin. Vor allem für Typ-2-Diabetiker mit gleichbleibenden Ernährungsgewohnheiten und einem festen Tagesablauf sind diese Insuline geeignet. Gebräuchlich sind vor allem diese beiden Mischinsuline:

Normal- mit NPH-Insulin
Zwischen 30 und 60 Minuten nach der Injektion beginnt die Wirkung, und sie dauert rund 12 bis 16 Stunden mit einer maximalen Wirkung nach vier bis sechs Stunden.

Kurzwirksame Analoga mit NPH-Insulinen
Etwas schneller wirkt diese Mischung: Nach 10 bis 20 Minuten tritt die Wirkung ein und dauert dann ähnlich lang, nämlich 12 bis 16 Stunden mit einer maximalen Wirkung nach vier bis sechs Stunden.

3. Was kosten die Insuline tatsächlich?

Wer Preise vergleichen will, braucht dafür Maßstäbe. Im Pharmabereich gibt es dafür die „Defined daily dose" (DDD). Wie bei allen Vergleichen hängt das Ergebnis nun weitgehend von den Werten ab, die eingegeben werden. Üblicherweise werden dafür die von der Weltgesundheitsorganisation WHO vorgegebenen 40 Insulin-Einheiten pro Tag pro Person als Dosis verwendet.

Allerdings haben Erhebungen des wissenschaftlichen Instituts der niedergelassenen Diabetologen (winDiab) um den Düsseldorfer Diabetologen **Prof. Dr. Lutz Heinemann** ergeben, dass sich diese Dosis bei Typ-2-Diabetikern längst nicht mehr mit der Versorgungsrealität deckt. So zeigte sich in einer Umfrage in 41 Schwerpunktpraxen, dass diese Dosis inzwischen bei 70 Insulin-Einheiten liegt – **also fast das Doppelte des offiziellen Wertes**.

Bei 70 Insulin-Einheiten betragen die Tagestherapiekosten für Normalinsulin, NPH-Insulin und Mischinsuline auf Basis Normal/NPH jeweils rund 2,20 Euro pro Tag. Etwas teurer mit 2,94 Euro pro Tag sind die kurzwirksamen Insulinanaloga und die Mischinsuline auf Basis kurzwirksamer Insulinanaloga/NPH. Deutlich teurer mit 3,54 Euro pro Tag sind die langwirksamen Insulinanaloga.

Allerdings relativieren dabei für Außenstehende kaum durchschaubare Rabatt- und Mehrwertverträge die Kosten für die Insulinanaloga. Nicht eingeschlossen hierbei sind die Kosten für Pens, Lanzetten und die notwendigen Blutzuckermessungen. Wer etwa 5-mal am Tag messen muss, kommt noch einmal auf mindestens 2,50 Euro.

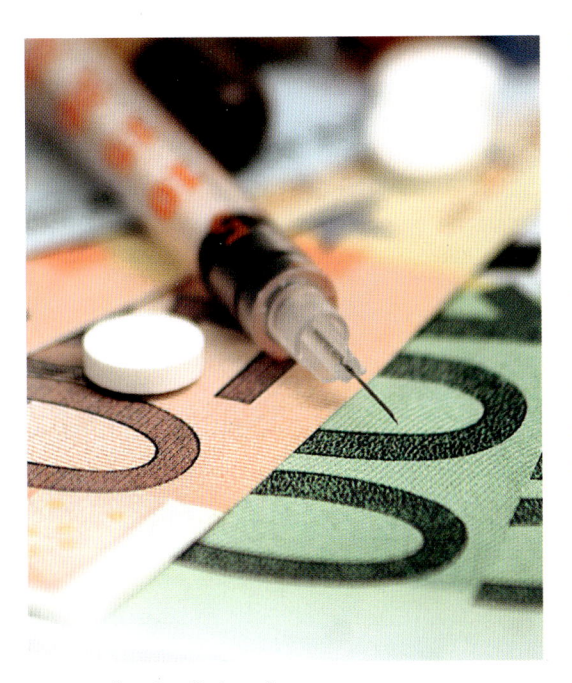

Kostentreiber: Insulintherapie

Fazit: Die offiziell gerne günstig gerechnete Insulin-Therapie ist in Wirklichkeit wohl deutlich teurer. Ein Grund mehr, sehr sorgfältig zu überlegen, welche Typ-2-Diabetiker tatsächlich die Insulinspritze brauchen.

4. Wie wirken die wichtigen Insulin-Therapien?

Vier Therapien werden im Wesentlichen bei Typ-2-Diabetes angewandt. Sie unterscheiden sich durch drei Dinge: Ob das Hormon mit einem Medikament kombiniert wird; ob es zur „Grundversorgung" gespritzt wird; ob es vor allem zu den Mahlzeiten gespritzt wird.

Für Einsteiger: BOT
Bei der **B**asal unterstützten **O**ralen **T**herapie (BOT) wird ein Basalinsulin gespritzt und mit Tabletten kombiniert. In der Regel ist das Metformin, ein Medikament, das das Insulin besser wirken lässt.

Angewandt wird diese Therapie vor allem bei Typ-2-Diabetikern, deren **Werte morgens zu hoch** sind. Vorteilhaft ist, dass eine Spritze pro Tag reicht. Steigt aber der Blutzucker nach Mahlzeiten zu stark an, wird die Therapie oft ergänzt.

Inzwischen ergänzen auch übergewichtige Typ-1er ihre intensivierte Therapie durch die zusätzliche Einnahme von Metformin, obwohl diese Kombination in den Richtlinien offiziell nicht zugelassen ist. Aber die grassierende „Dickwelle" hat inzwischen auch den Typ1 erreicht.

Steigt aber besonders nach dem Essen der Blutzucker zu stark an, wird eine andere Therapie favorisiert: Die Supplementäre Insulin-Therapie SIT.

Fürs Essen: SIT
Bei der **S**upplementären (also der ergänzenden) **I**nsulin-**T**herapie (SIT) wird zu den Hauptmahlzeiten ein kurzwirkendes Insulin (Normalinsulin oder kurzwirkendes Insulinanalogon) gespritzt, um Blutzuckerspitzen nach dem Essen abzufangen.

Vor allem Freunde des Essens schätzen diese Therapie, lässt sich doch die Insulindosis an die Essensmengen anpassen. Wer noch einen Nachschlag Nudeln nimmt, spritzt einfach nach.

Sind aber erhöhte Nüchternwerte **und** überhöhte Werte nach dem Essen das Problem, wird die SIT mit Basalinsulin kombiniert – und dann ist praktisch die intensivierte Insulintherapie erreicht.

Für Flexible: ICT
Die **I**ntensivierte **K**onventielle (englisch: **C**onventional) **T**herapie ist die wichtigste Therapie

bei Typ-1-Diabetes. Dabei wird ein- bis dreimal am Tag für den Grundbedarf ein lang wirkendes Insulin gespritzt. Zum Essen wird ein kurzwirkendes Normalinsulin oder kurzwirkendes Insulinanalogon gespritzt, dessen Dosis sich nach der Essensmenge, dem Ausgangswert und der geplanten körperlichen Aktivität richtet.

Vor allem aktive Menschen, die viel unterwegs sind, die Sport treiben, schätzen ICT. Die Therapie lässt sich flexibel an die Lebensgewohnheiten der Menschen anpassen, auch ist die Gefahr von Unterzuckerungen geringer und es müssen keine zusätzlichen Kohlenhydrate gegessen werden, um Unterzucker zu vermeiden. Inzwischen schätzen aus diesem Grund auch viele Typ-2er diese Therapie.

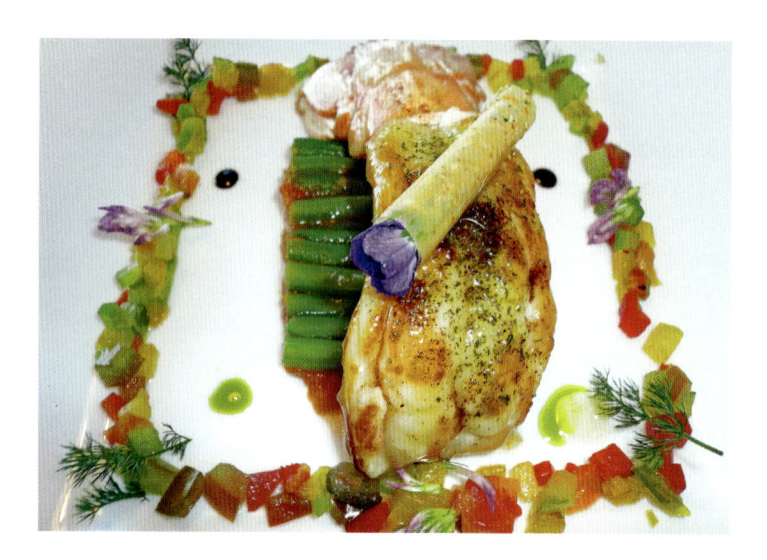

Kulinarische Alternative zur Kuchenspritze: Fisch und Gemüse

Erkauft wird diese Freiheit dadurch, dass die Therapie recht aufwendig ist: Es muss mehrmals am Tag gespritzt und natürlich gemessen werden, und es sind verschiedene Insuline, die verschiedene Pens brauchen.

Für Planende: CT
Bei der Konventionellen (englisch: **C**onventio-nal) **T**herapie wird zweimal täglich eine immer gleiche Mischung aus kurz- und langwirkendem Insulin gespritzt. Das ist vor allem für Ältere mit einem **durchgeplanten Tag** mit festen Aufsteh-, Ess- und Bewegungsgewohnheiten eine gute Therapie, weil sie übersichtlich ist und einen geringen Aufwand erfordert.

Allerdings muss die Therapie auch strikt eingehalten werden. Wer etwa plötzlich vom Schlankheitswahn gepackt wird und dann statt der gewohnten Nudeln auf einmal magere Hühnerschenkel verzehrt, der riskiert einen gefährlichen Unterzucker.

5. Löst die Spritze alle Probleme?

Leider glauben das oft die Diabetiker – und leider suggeriert ihnen die Pharma-Werbung auch noch gerne das Bild des permanenten **„Du darfst jetzt alles"**. Das Gegenteil ist richtig. Gerade weil Insulin ein „Dickmachhormon" ist, muss bewusst und klug gegessen werden. Nur dann funktioniert die Insulintherapie langfristig!

Gerade die von vielen Diabetikern so geliebten schnellen Kohlenhydrate aus den Nudeln, aus dem Reis, aus dem Weißbrot lassen sich nur scheinbar wegspritzen. Zwar stimmt dann der Blutzuckerspiegel, aber das viele Fremdinsulin (zu dem oft noch eigenes kommt) wirkt wie ein Mastprogramm. Das Gewicht steigt, die Insulinmenge auch, der Teufelskreis ist da.

Die **„Kuchenspritze"** löst also keine Probleme, sondern verlagert sie nur. Da hilft schon eher ein zuckersenkendes Kirschwasser zur Kirschtorte. Noch besser wäre es aber, den möglichst langen Weg zum Café zu Fuß zu gehen – und auf dem Rückweg noch eine zusätzliche „Zuckerrunde" einzulegen.

Vorschlag: Gerade auch Insulin spritzende Typ-2-Diabetiker brauchen eine besonders intensive Betreuung bei Ernährung und Bewegung, um die gefürchtete **Insulin-Insulin-Schaukel** – durch das Insulin wird dann immer mehr Insulin gebraucht – von vornherein gar nicht erst „schaukeln" zu lassen.

6. Welche Risiken birgt Insulin?

Das wirksamste Mittel gegen zu hohen Blutzucker ist Insulin. Allerdings hat das Medikament auch einige gravierende Nebenwirkungen. Vor allem diese gehören dazu:

Übergewicht

Insulin ist ein Masthormon. Es kann zu Gewichtssteigerungen von bis zu zehn Kilo führen, so dass gerade übergewichtige Typ-2-Diabetiker oft noch einmal stark zunehmen – und Übergewicht ist eine der Hauptursachen für Diabetes. Überspitzt ließe sich sagen, **das Insulin schafft sich seine eigene Anwendung**. In diesen Fällen zeigen Formula-Diäten, bei denen unter ärztlicher Aufsicht innerhalb kurzer Zeit viele Pfunde purzeln, bessere Erfolge, als immer mehr Insulin zu spritzen.

Unterzucker

Ein stark unterschätztes Problem. Denn Hypoglykämien sind nicht einfach nur ein bisschen „Unterzucker", sondern sind Alarmzustände für den Körper. Vor allem das „egoistische Gehirn", das für sich einen ständigen Einstrom von Glukose fordert und fordern muss, reagiert empfindlichst auf zu tiefe Blutzuckerwerte. So wird Demenz auch in Verbindung mit Unterzuckerungen gebracht. Ebenso wie schwere Stürze, die durch die Verwirrtheit passieren können. Viele rätselhafte Todesfälle gehen wohl auch auf das Konto von Hypoglykämien.

Deshalb ist die **regelmäßige Messung des Blutzuckers** gerade zu Beginn einer Diabetes-Therapie vor allem auch in der Nacht sehr wichtig. Gerade auch, wenn Verzögerungsinsuline gespritzt werden, die ihren Wirkungshöhepunkt manchmal nach Mitternacht haben. Aufgepasst auch bei Alkohol, der die Insulin-Wirkung verstärken kann.

Vorschlag: „Neu-Insuliner" erhalten für einige Wochen ein Gerät zur kontinuierlichen Messung des Zuckers (CGM), um ein Gefühl dafür zu bekommen, wie das Insulin im Wechselspiel mit Ernährung und Bewegung wirkt.

Krebs

Die heikelste aller möglichen Nebenwirkungen. Aber eben auch nicht die ausgeschlossenste. Fakt ist, dass Diabetiker ein um bis zu 30 Prozent höheres Krebsrisiko haben, was zum einen sicher ganz stark mit dem Übergewicht zusammenhängt, das Diabetes begünstigt. Man sollte aber auch wissen, dass „vor allem das hohe Insulin im Verdacht steht, Krebszellen wachsen lassen", so Prof. Hans Hauner im nachfolgenden Interview.

Wobei es wohl nicht direkt das Insulin selbst ist, was die Tumore entstehen lässt, sondern die durch das Hormon angeregten Steroid-Hormone, etwa die Sexualhormone und die Hormone der Nebennierenrinde. Sie gelten als die eigentlichen Wachstumstreiber.

Was ist die Konsequenz? Das, was Prof. Hauner zum Schluss des Gesprächs sagt: **„Insulin nur dann, wenn es wirklich nötig ist."**

Fünf Therapien

Gespräch mit Professor Hans Hauner

Wird bei uns zu früh Insulin verschrieben?

Prof. Dr. med. Hans Hauner ist Direktor des Else-Kröner-Fresenius-Zentrums für Ernährungsmedizin der TU München, eine der führenden Einrichtungen für die Erforschung und Behandlung ernährungsmitbedingter Krankheiten in Deutschland.

Das Institut verknüpft in einmaliger Weise Grundlagenforschung mit klinischer und angewandter Forschung. Prof. Hans Hauner hat sich vor allem auf die Krankheiten Adipositas und Diabetes spezialisiert und arbeitet mit Nachdruck daran, die Ernährungsmedizin als eigenständige Disziplin der Hochschulmedizin zu etablieren. Und er will, dass langfristig wesentlich mehr Ernährungsmediziner ausgebildet werden, denn laut Prof. Hauner „lassen sich bis zu 30 Prozent der Krankheitskosten durch eine vernünftige Ernährung einsparen."

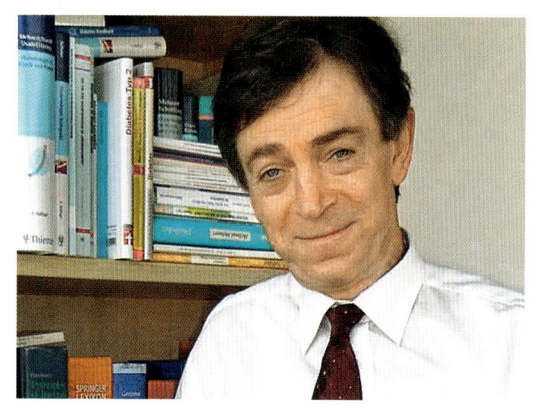

Verknüpft Theorie und Praxis: Prof. Hans Hauner

Was ist das beste Medikament bei Typ-2-Diabetes?

Da gibt es zwei ganz preiswerte „Medikamente", nämlich eine vernünftige Ernährung mit viel Obst und Gemüse. Und als zweites regelmäßige Bewegung. Würden diese beiden Medizinen häufiger „verschrieben" und sich damit das Gewicht der dicken Deutschen um nur fünf Kilo senken, ließe sich die Zahl der neuen Diabetes-Fälle in Deutschland von derzeit rund 300 000 um mindestens die Hälfte reduzieren.

Nun fordert sogar die UN Steuern auf „Dickmacher". Bringt das etwas?

Das wird sicher kommen, aber es wird das Problem nicht wirklich lösen. Da muss viel früher angesetzt werden, in den Kindergärten, in den Schulen. Da muss es neben besserer Verpflegung in der Schule Ernährungskunde, da muss es Kochunterricht als Schulfach geben – und der Sport darf nicht immer als erstes ausfallen, sondern sollte täglich auf dem Stundenplan stehen.

Die Lebensmittel-Ampel wäre mir sympathisch

Würde die „Lebensmittel-Ampel" helfen?

Auch wenn die Lebensmittel-Ampel nur eine sehr grobe Einteilung erlaubt, wäre sie mir durchaus sympathisch. Noch besser wäre es aber, wenn Lebensmittelindustrie und Handel die ganz ungesunden Lebensmittel aus den Regalen nähmen und auch die Preisgestaltung ein gesünderes Essen fördern würde.

Wird bei uns zu früh Insulin verschrieben?

Das lässt sich nicht ganz einfach beantworten: Viele schlanke Typ-2-Diabetiker bekommen das Hormon eher zu spät, weil sie nicht glauben wollen, dass sie es dringend brauchen. Aber prinzipiell ärgert mich die häufig frühe, übertriebene Insulinbehandlung bei Typ-2-Diabetes in Deutschland. Wir haben dreimal so viel Insulinbehandlungen wie in Frankreich und den Niederlanden – und trotzdem sind die Diabetiker, gemessen am HbA_{1c}-Wert, nicht besser eingestellt.

Mich ärgert die übertriebene frühe Insulinbehandlung

Geht der Trend ungebremst weiter?

Nein, die absolute Zahl nimmt seit einigen Jahren nur langsam zu. Dafür beobachten wir einen deutlicheren Anstieg der Insulindosen, vor allem bei übergewichtigen Diabetikern.

Aber da wirkt das Insulin doch oft kaum noch?

Das ist ein Teufelskreis. Das Insulin ist ein Masthormon und bewirkt eine Gewichtserhöhung von bis zu zehn Kilo – womit die Wirkung des Hormons wieder aufgehoben wird.

Wie ließe sich der Teufelskreis durchbrechen?

Wir müssen mehr Wert auf Gewichtskontrolle und Lebensstil legen, auch wenn das für Arzt und Patient viel mühsamer ist und von den Kassen kaum vergütet wird. Bei stark übergewichtigen Personen haben wir gute Erfahrungen haben wir mit Formula-Diäten, wie etwa Optifast, gemacht. Damit wird es möglich, mit einer 800-Kalorien-Kur das Gewicht um bis zu 20 Kilo in acht Wochen zu senken. Das ist natürlich eine radikale Methode, die unter ärztlicher Beobachtung stattfinden sollte, vor allem müssen die Medikamente rasch angepasst werden, damit keine gefährlichen Unterzuckerungen entstehen. Auch der Blutdruck muss engmaschig kontrolliert werden.

Formula-Diäten senken das Gewicht um bis zu 20 Kilo

Was ist der Vorteil dieser Radikalkur?

Vor allem auch ein psychologischer: Die Patienten merken plötzlich „Ich kann ja tatsächlich abnehmen" – was sie sonst immer kategorisch bestritten haben. Auch sehen sie, was das bringt: Sie fühlen sich besser, sie brauchen viel weniger Medikamente und etliche spüren sogar eine neue Lust an der Bewegung, und die Blutzuckerwerte bessern sich schlagartig. Auch sehen viele, dass die Aussage „Einmal Insulin, immer Insulin" nicht immer stimmen muss.

Hält das an?

Leider nur in den seltensten Fällen. Das liegt auch daran, dass das natürlich keine Dauerkost sein kann. Auch schmeckt es nicht besonders gut. Wenn es aber gelingt, nach der schnellen Gewichtsabnahme dieses Gewicht durch eine vernünftige Ernährung zu halten, lassen sich die genannten Vorteile auf lange Zeit konservieren. Vielleicht müsste es mit der von Ihnen propagierten und praktizierten Frischeküche kombiniert werden.

Warum greifen die Ärzte so schnell zum Rezeptblock?

Das liegt ganz stark auch an den Vergütungsstrukturen. Für die Einleitung einer Insulintherapie wird der Arzt vergütet. Für die Erziehung zur Änderung des Lebensstils erhält er kein Honorar.

Für die Insulintherapie wird der Arzt vergütet

Könnten die Kassen das ändern?

Prinzipiell ja, aber da geht es natürlich auch um mächtige Interessen und Bequemlichkeiten. Mit Insulin wird auch viel Geld verdient. Den Lebensstil zu ändern, ist vielen zu mühsam. Wichtig sind deshalb Programme wie etwa das von der Barmer-GEK unterstützte „Mobilis", wo im Rahmen einer langfristigen Lebensumstellung die körperliche Aktivität einen hohen Stellenwert hat. Gut ist, dass die Patienten die Kosten für das Programm bis auf einen kleinen Selbstbehalt erstattet bekommen – wenn sie regelmäßig teilnehmen. Denn Geld ist schon ein starker Anreiz.

Nun wird die Insulinbehandlung als „Reparaturmedikament" im frühen Diabetes-Status propagiert. Wird das kommen?

Da gibt es sicher Fälle, wo das frühe Insulin tatsächlich einen Schutz und eine Entlastung der Betazellen bewirken kann, so dass sich die Insulinproduktion wieder erholt. Aber in den meisten Fällen geht es beim Typ-2-Diabetes nicht um die Insulinproduktion, sondern um die Insulinwirkung. Und die wird am besten durch die Änderung des Lebensstils verbessert. Auch müssen wir die Kosten im Auge behalten. Schon jetzt gefährden die ausufernden Kosten der Typ-2-Epidemie die Finanzierung des Gesundheitswesens. Die Gesamtausgaben für Diabetes belaufen sich in Deutschland auf mindestens 20 Milliarden Euro – pro Jahr! Und die Arzneikosten spielen dabei eine wichtige Rolle.

Warum wird Insulin immer wieder mit Krebs in Verbindung gebracht?

Prinzipiell ist Insulin kein alleiniger Krebsauslöser, denn Typ-1-Diabetiker haben keine auffälligen Krebsraten, trotz täglichem Insulinspritzen über Jahrzehnte. Allerdings haben Typ-2-Diabetiker in der Tat ein um bis zu 30 Prozent höheres Krebsrisiko. Da spielen wohl mehrere Faktoren zusammen: Vor allem das viele Insulin steht im Verdacht, Krebszellen wachsen zu lassen. Dazu kommt das Übergewicht, was auch den Krebs begünstigt. Welcher Faktor nun welches Gewicht hat, wissen wir nicht.

Nur dann Insulin, wenn es wirklich nötig ist

Was wäre die Konsequenz?

Was ich am Anfang schon gesagt habe: Der massiv verstärkte Einsatz des „Medikaments" Änderung des Lebensstils. Und der Einsatz von Insulin nur, wenn es wirklich nötig ist.

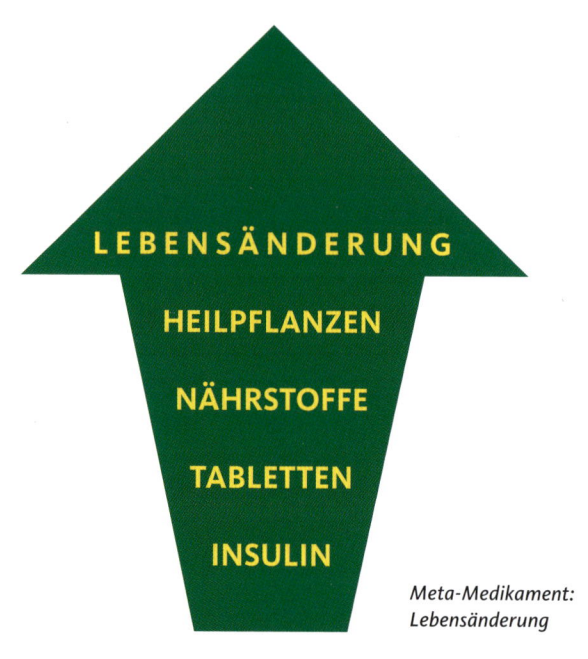

LEBENSÄNDERUNG
HEILPFLANZEN
NÄHRSTOFFE
TABLETTEN
INSULIN

Meta-Medikament: Lebensänderung

Recht der Rituale

Be Biedermeier!

Es gab eine Zeit in Deutschland, da waren die Dinge geordnet. Es war die Zeit von 1815 bis 1848. Die Schrecken der Napoleonischen Kriege waren vorbei. Ferne waren noch die Verwerfungen der Industrieialisierung, welche die Natur freveln. Es war die Zeit der **Hausmusik**, wo die Lieder von Franz Schubert gespielt wurden, die Kompositionen von Robert Schumann erklangen; es war die Zeit, wo die schützende Gemütlichkeit geboren wurde; es war die Zeit des Innehaltens in der Familie, wunderbar festgehalten im Bild „Sonntagsspaziergang" von Carl Spitzweg.

Nicht allen gefiel diese Zeit. So wurde einem schwäbischen Dorfschullehrer, der zufrieden in seiner Stube mit seinem kleinen Garten lebte, sein stilles Glück geneidet. Literaten karikierten ihn als den Spießbürger Gottlieb Biedermeier, den sie mit Spott übergossen. Nur, gar so daneben lag der Dorfschullehrer nicht: Sein Leben war in Ritualen geordnet: Er hatte seinen festen Stundenplan für die Schule, er hatte zu festen Zeiten in der Kirche Orgel zu spielen, er hatte seinen Garten im festen Rhythmus der Jahreszeiten zu bestellen, er nahm sein Essen zu festen Zeiten ein.

Gottlieb Biedermeier hatte einen festen Plan

Solche Rituale sind lebenswichtig: Strukturierte Abläufe im Alltag beruhigen das Gehirn, lassen es seine Arbeit unaufgeregt verrichten. Und Rituale helfen uns gerade beim Essen. **Fehlende Rituale begünstigen Diabetes**. Jeder isst, wann er will, was er will, wo er will. Das gemeinsame Essen in der Familie mit einem Tischgebet ist eine ungeheuer wichtige Einübung für ein lebenslang strukturiertes Leben. Wer diese Schule des Lebens als Kind erleben durfte, weiß sich später auch unter veränderten Umständen immer wieder zu orientieren, wird nicht so schnell fette Beute der Fast-Food-Verführer.

Natürlich sollten wir uns nicht nach der reinen Welt des Biedermeier zurücksehnen. Es war auch eine Zeit der politischen Zensur, die Dichter wie Heinrich Heine außer Landes trieb. Aber in einer Welt zusammenbrechender Gewissheiten, einer ausbeuterischen Welt des immer mehr, **immer schneller**, immer weiter, brauchen wir wieder ordnende Orientierungen, brauchen wir wieder feste Rituale.

Rituale reduzieren Stress

Krankheiten sind immer auch Spiegel ihrer jeweiligen Gesellschaft. Unsere Volksleiden Burnout, Typ-2-Diabetes und die stressbedingten Rückenschmerzen sind Warnzeichen, dass wir uns mehr zumuten, als die Natur für uns vorgesehen hat. „Gesundheit ist kein Geschenk Gottes, sondern **Teil der Schöpfung,** die es zu bewahren gilt", schreibt Professor Stephan Martin im Vorwort. Also gilt es, wieder mit der Schöpfung ins Benehmen zu kommen.

Also gilt es, vermeintliche Zwänge abzuschütteln. Etwa der krank machende Zwang zu extrem widersprüchlichen Rollenspielen, die eine medial überhitzte Gesellschaft den Menschen abfordert. Da müssen die Männer im Beruf sowohl Alpha-Tier wie Teamplayer sein, zu Hause das Baby wickeln – und gleichzeitig noch den machohaften Latin Lover geben. Während sich die Frauen als Mixtur aus treusorgender Mutter, cooler Business-Beseelter und verführerischer Geliebter inszenieren.

Als siegestrunkene Tiger springen sie – als Burnout-bedröppelte Bettvorleger landen sie. Der permanente Stress leert überdies noch die Chromspeicher, das Insulin wirkt nicht mehr, Übergewicht droht, es kommt zum Diabetes.

Deshalb: **Besser Biedermeier als Burnout!**

Im Spottgedicht wird der scheinbare Spießer Gottlieb Biedermeier so charakterisiert: „Sein Wahlspruch: Weder kalt noch warm". Angeprangert wird also, was diesen Lehrer in sich ruhen lässt: Dass er die widersprüchlichen Extreme nicht zulässt, lieber mit sich selbst und seiner Rolle im Reinen ist – was der schwäbische Dichter Eduard Mörike in diese wunderbaren Worte fasst:

„Doch in der Mitten liegt holdes Bescheiden".

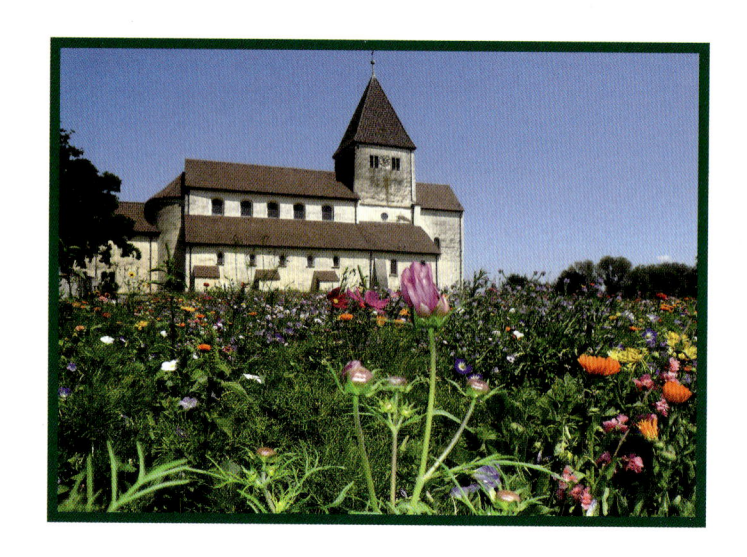